Jens Wendeborn

Kardiale Fehlbildungen

Jens Wendeborn

Kardiale Fehlbildungen

Regionale Studie zur Erhebung kardialer Fehlbildungen am Perinatalzentrum Rostock der Jahre 2005 bis 2007

Südwestdeutscher Verlag für Hochschulschriften

Impressum/Imprint (nur für Deutschland/only for Germany)
Bibliografische Information der Deutschen Nationalbibliothek: Die Deutsche Nationalbibliothek verzeichnet diese Publikation in der Deutschen Nationalbibliografie; detaillierte bibliografische Daten sind im Internet über http://dnb.d-nb.de abrufbar.
Alle in diesem Buch genannten Marken und Produktnamen unterliegen warenzeichen-, marken- oder patentrechtlichem Schutz bzw. sind Warenzeichen oder eingetragene Warenzeichen der jeweiligen Inhaber. Die Wiedergabe von Marken, Produktnamen, Gebrauchsnamen, Handelsnamen, Warenbezeichnungen u.s.w. in diesem Werk berechtigt auch ohne besondere Kennzeichnung nicht zu der Annahme, dass solche Namen im Sinne der Warenzeichen- und Markenschutzgesetzgebung als frei zu betrachten wären und daher von jedermann benutzt werden dürften.

Coverbild: www.ingimage.com

Verlag: Südwestdeutscher Verlag für Hochschulschriften GmbH & Co. KG
Dudweiler Landstr. 99, 66123 Saarbrücken, Deutschland
Telefon +49 681 37 20 271-1, Telefax +49 681 37 20 271-0
Email: info@svh-verlag.de

Zugl.: Rostock, Universität Rostock, Dissertation, 2010

Herstellung in Deutschland:
Schaltungsdienst Lange o.H.G., Berlin
Books on Demand GmbH, Norderstedt
Reha GmbH, Saarbrücken
Amazon Distribution GmbH, Leipzig
ISBN: 978-3-8381-2326-4

Imprint (only for USA, GB)
Bibliographic information published by the Deutsche Nationalbibliothek: The Deutsche Nationalbibliothek lists this publication in the Deutsche Nationalbibliografie; detailed bibliographic data are available in the Internet at http://dnb.d-nb.de.
Any brand names and product names mentioned in this book are subject to trademark, brand or patent protection and are trademarks or registered trademarks of their respective holders. The use of brand names, product names, common names, trade names, product descriptions etc. even without a particular marking in this works is in no way to be construed to mean that such names may be regarded as unrestricted in respect of trademark and brand protection legislation and could thus be used by anyone.

Cover image: www.ingimage.com

Publisher: Südwestdeutscher Verlag für Hochschulschriften GmbH & Co. KG
Dudweiler Landstr. 99, 66123 Saarbrücken, Germany
Phone +49 681 37 20 271-1, Fax +49 681 37 20 271-0
Email: info@svh-verlag.de

Printed in the U.S.A.
Printed in the U.K. by (see last page)
ISBN: 978-3-8381-2326-4

Copyright © 2011 by the author and Südwestdeutscher Verlag für Hochschulschriften GmbH & Co. KG and licensors
All rights reserved. Saarbrücken 2011

Inhalt

1. Einleitung und Zielstellung 1

    1.1 Einleitung 1
    1.2 Zielstellung 3
    1.3 Definition und Einteilung von Fehlbildungen allgemein 3
    1.4 Ätiologie von Fehlbildungen und angeborenen Herzfehlern 5
    1.5 Möglichkeiten der Fehlbildungserfassung 7

2. Datenerhebung und statistische Auswertung 8

    2.1 Datenerhebung 8
    2.2 Programme und statistische Auswertung 9
    2.3 Berechnung der Fehlbildungsprävalenz 9

3. Ergebnisse 10

    3.1 Allgemeine Ergebnisse 10
    3.2 Fehlbildungsprävalenzen und Fehlbildungshäufigkeiten 12
    3.3 Fehlbildungsprävalenzen insgesamt 14
    3.4 Fehlbildungshäufigkeiten 15
    3.5 Auswertung kindlicher Daten 20
    3.6 Einfluss mütterlicher und väterlicher Merkmale 29
    3.7 Risikoverhalten und Risikofaktoren der Mütter in der Schwangerschaft 35
    3.8 Fehlbildungen in der Familie 41
    3.9 Schwangerschaftsentstehung und Pränatal-Diagnostik 42
    3.10 Übersicht über das Mehrlingskollektiv 48
    3.11 Somatische Klassifikation der Fehlbildungsfälle nach Schwangerschaftsdauer und Geburtsgewicht Lebendgeborener 53

4. Diskussion 56

4.1 Allgemeine Ergebnisse 56
4.2 Fehlbildungsprävalenzen und Fehlbildungshäufigkeiten 58
4.3 Fehlbildungsprävalenzen insgesamt 58
4.4 Fehlbildungshäufigkeiten 60
4.5 Auswertung kindlicher Daten 65
4.6 Einfluss mütterlicher und väterlicher Merkmale 70
4.7 Risikoverhalten und Risikofaktoren der Mütter in der Schwangerschaft 72
4.8 Fehlbildungen in der Familie 80
4.9 Schwangerschaftsentstehung und Pränatal-Diagnostik 81
4.10 Übersicht über das Mehrlingskollektiv 87
4.11 Somatische Klassifikation der Fehlbildungsfälle nach Schwangerschaftsdauer und Geburtsgewicht Lebendgeborener 88
4.12 Stärken und Schwächen der Arbeit 89
4.13 Schlussfolgerung 90

5. Zusammenfassung 91

6. Literaturverzeichnis 93

7. Thesen 105

8. Anhang 108

8.1 Abkürzungen und Begriffe 108
8.2 Begriffserklärung 109
8.3 Ausgewählte Kurzkasuistiken 109
8.4 Fehlbildungsbögen 112

9. Danksagung 120

1. Einleitung und Zielstellung

1.1 Einleitung

In Deutschland leben ca. 300.000 Menschen mit einem kongenitalen Herzfehler, welches die häufigste angeborene Erkrankung beim Menschen ist. Es treten pro 1000 Lebendgeborene ca. 8 Fälle mit einer angeborenen Herz- oder Gefäßfehlbildung auf, d.h. es kommen jährlich zwischen 4000 und 6000 Kinder mit einem Herzfehler zur Welt, welcher ein Hauptgrund für Sterblichkeit und Morbidität in der Perinatalperiode ist. Genaue Zahlen diesbezüglich unter Berücksichtigung der heutigen Diagnose- und Therapiemöglichkeiten sowie der Pränataldiagnostik existieren nicht, da flächendeckende und vollständige Erhebungen bislang nicht stattgefunden haben. Diese berichtete Prävalenz zeigt auch eine große Variation aufgrund der verschiedenen Bevölkerungsgruppen und Fehlbildungserfassungsregister, die noch zu große Variabilitäten hinsichtlich der Erfassung von kleineren kardialen Fehlbildungen aufweisen (DADVAND et al. 2008, BAUER et al. 2006, KHOSHNOOD et al. 2005, MEYER-WITTKOPF et al. 2003, LOFFREDO 2000, CHAOUI et al. 1997).

Insgesamt können 20% der gesamten Säuglingssterblichkeit und 50% dieser Todesfälle den kongenitalen Herzerkrankungen oder kardiovaskulären Fehlbildungen zugeordnet werden (NELLE et al. 2009).

Außerdem gibt es nach wie vor große Unterschiede in der Pränataldiagnostik, bei induzierten Aborten aufgrund von kongenitalen Herzfehlern in der Bevölkerung und im Untersuchungszeitraum. All diese Faktoren haben wiederum einen großen Einfluss auf die Geburtsprävalenz insbesondere von schweren Herzfehlern, wie z.B. HLHS. (BOSI et al. 2003, WREN et al. 2000, CHAOUI et al. 1997).

Die Pränataldiagnostik mit transabdominellen Ultraschall zur Erkennung von kardialen Fehlbebildungen begann in den frühen 1980ern und gewann allgemeine Anerkennung in den späten 80ger Jahren und ist heutzutage Standard. Weiterhin tritt ein Großteil der pränatal diagnostizierten Herzfehler in Schwangerschaften ohne erkennbare Risikofaktoren auf, was ein Screening auch in diesen Gruppen erforderlich macht (KOVALCHIN et al. 2004, FRIEDMAN et al. 2002). Nichtsdestotrotz ist die tatsächliche Bedeutung der Pränataldiagnostik bezüglich des Outcomes von Neugeborenen mit strukturellen Herzfehlern schwierig zu beurteilen. Dies nicht zuletzt aufgrund von Problemen bezogen auf Selektions-Verzerrungen, da kardiale Fehlbildungen, welche pränatal erkannt werden, scheinbar schwerwiegender sind (SULLIVAN 2002). Zahlreiche internationale und nationale prospektive Studien betreffs Pränataldiagnostik haben gezeigt, dass lediglich 10% bis 30% aller Herzfehler oder 20% bis 50% der möglichen auffindbaren Herzläsionen unter Verwendung des Vierkammerblicks tatsächlich pränatal erkannt werden (NELLE et al. 2009, KOVALCHIN et al. 2004, FRIEDMAN et al. 2002).

Ebenfalls haben einige andere Studien, nicht überraschend, gezeigt, dass Neugeborene mit pränatal diagnostizierten Herzfehlern oft ein deutlich schlechteres Outcome gegenüber denen, die in der Pränatalperiode unauffällige Befunde aufwiesen, haben (LEVI et al. 2003, MONTANA et al. 1996).

Dennoch scheint es eine große Variation bezüglich verschiedener kardialen Fehlbildungen und der Pränataldiagnostik zu geben, die sogar mit Verbesserungen des Outcomes bei vor der Geburt bekannten HLHS, TGA und ISTA einhergehen (NELLE et al. 2009, KOVALCHIN et al. 2004, FRANKLIN et al. 2002, TWORETZKY et al. 2001, BONNET et al. 1999).

Ein weiterer wichtiger Punkt der Pränataldiagnostik bezieht sich auf die Psychologie der Eltern. So zeigten normale Echokardiographie-Befunde eine Reduktion der mütterlichen Angst, mehr Freude und eine engere Beziehung zum Ungeborenen. Das Gegenteil wird für einen pathologischen Befund berichtet, obwohl sich dann die Mütter nach der Geburt weniger verantwortlich für den Defekt ihres Kindes fühlten und eine engere Beziehung zum Vater des Kindes hatten. Als positiv wurde die Diagnostik auch bei Müttern mit einem vorherigen Kind mit AHF empfunden (KOVALCHIN et al. 2004).

Dank großer Fortschritte in der Medizin und Technik überlebt heute der Großteil, d.h. ca. 95%, dieser Patienten und erreicht das Erwachsenenalter. Moderne Behandlungsmöglichkeiten mit Operationen und Interventionen ermöglichen und sichern das Überleben. Dadurch steigt die Zahl der Betroffenen stetig und beträgt z. Zt. ca. eine Million, die in der Neonatalperiode eine komplexe herzchirurgische Operation benötigten (SADOWSKI 2009, KALLFELZ 1999).

Bei den meisten kardialen Fehlbildungen ist eine vollständige Heilung meist jedoch nicht möglich, was wiederum bedeutet, dass die Betroffenen und deren Familien mit dieser Erkrankung ein Leben lang konfrontiert sind (WARNES 2005). Folgeerscheinungen, insbesondere neurologische Entwicklungsstörungen, lassen sich jedoch nicht immer vermeiden, denn 66% haben ein Aufmerksamkeitsdefizit- und Hyperaktivitäts-Syndrom, 37% haben moderate und 6% sogar schwere neurologische Einschränkungen, die sowohl auf chirurgische Intervention als auch auf die Gehirnversorgung mit verändertem Blutfluss im Fetus zurückzuführen sind, weshalb diese Menschen spezifischer interdisziplinärer Betreuung, Behandlung und Beratung bedürfen (SADOWSKI 2009, ENGELFRIET et al. 2005).

Ferner sterben bis heute noch immer Neugeborene nach Entlassung aus dem Krankenhaus aufgrund unerkannter Herzfehlbildungen. Diese Zahl reduziert sich jedoch langsam (WREN et al. 2008, GRECH 1999, ABU-HARB et al. 1994).

Ultraschalluntersuchungen, Chromosomen- und Genanalysen haben in den letzten Jahren immense Fortschritte gemacht und geben dadurch Eltern, die über ihr Ungeborenes mit schwerer kardialer Fehlbildung informiert wurden, immer früher die Möglichkeit zwischen zwei unglücklichen Entscheidungen wählen zu müssen. Entweder sie haben ein fehlgebildetes Kind, welches über sehr lange Zeit medizinische Betreuung benötigt und mit allen sozialen Konsequenzen, die mit diesem Defekt einhergehen, leben zu müssen, oder die Option, die Schwangerschaft abzubrechen. Wäre es da nicht viel sinnvoller kardiale Fehlbildungen schon vor der Entstehung zu verhindern? An diese Stelle rückt die viel und kontrovers diskutierte Folsäureeinnahme in den

Blickpunkt, bei der schon ein positiver Effekt hinsichtlich der Risikoreduktion für Neuralrohrdefekte bekannt ist (CZEIZEL 2004).

Ein weiteres großes Problem besteht darin, dass weltweit keine verwendbaren validen und aussagekräftigen Daten über Patienten mit AHF verfügbar sind. Existierende Daten sind entweder veraltet oder auf Grund zu kleiner oder vorselektierter Fallzahlen nicht übertragbar (KHOSHNOOD et al. 2005, KOVALCHIN et al. 2004, WREN et al. 2000). Die Schwierigkeit zu relevanten, allgemein gültigen Aussagen zu kommen, liegt z. T. in der Tatsache begründet, dass die Gruppe der Betroffenen im Vergleich zur Gesamtpopulation relativ gering ist. Darüber hinaus weisen angeborene Herz- und Gefäßfehlbildungen eine enorm große Variabilität auf, sodass es sich äußerst schwer gestaltet, für einzelne Diagnosegruppen ausreichende Fallzahlen zu erreichen. Diese sind jedoch notwendig, um dem stetig wachsenden Behandlungs- und Betreuungsbedarf auf interdisziplinärer Ebene begegnen zu können. Nur bei umfassender Kenntnis der Lage ist es möglich, den Versorgungsbedarf abzuschätzen, Versorgungslücken aufzudecken und medizinische Hypothesen aufzustellen, um so langfristig die Betreuung für Patienten mit AHF auszubauen und zu optimieren (BAUER et al. 2006).

1.2 Zielstellung

Ziel dieser Studie ist eine Bestandsaufnahme des Herz-Fehlbildungsgeschehens der Geburtsjahrgänge (2005 bis 2007) in Rostock bezüglich der Häufigkeit einzelner AHF, der Geschlechtsunterschiede und der regionalen Verteilung bzw. das Einzugsgebiet zu vergleichen.
Weiterhin sollen familiäre Risiko- und Einflussfaktoren sowie Präventionsmaßnahmen und Möglichkeiten überprüft werden.
Auch die Pränataldiagnostik, bestehend aus allgemeinen sowie invasiven Untersuchungen und Ultraschalldiagnostik, soll hinsichtlich Genauigkeit durchleuchtet werden.
Schließlich soll die Fortführung und Gründlichkeit der Datenerfassung des Fehlbildungsregisters von Mecklenburg-Vorpommern am Standort Rostock untersucht werden.

1.3 Definition und Einteilung von Fehlbildungen allgemein

In der Literatur sind zahlreiche Varianten für die Definition von Fehlbildungen und Anomalien zu finden. Die gebräuchlichsten sind die der WHO (WORLD HEALTH ORGANIZATION) aus dem Jahr 1985 und die Einteilung der Fehlbildungen nach der Pathogenese von SPRANGER et al. 1982. Weitere Definitionsmöglichkeiten der Fehlbildungen können hinsichtlich dem isolierten bzw. multiplem Auftreten erfolgen.

1.3.1 Definition der WHO

Die WHO bezeichnet Fehlbildungen "... als strukturelle (anatomische, morphologische) und funktionelle Entwicklungsstörungen, die im Fetus als Unvollkommenheit vorhanden sind, unter Umständen erst spät entdeckt werden und die Lebensfähigkeit und das Wohlbefinden des Kindes beeinträchtigen".

1.3.2 Einteilung der Fehlbildungen nach der Pathogenese

SPRANGER et al. 1982 und SADLER 1998 unterscheiden zur Einteilung von Fehlbildungen nach der Pathogenese vier Kategorien, wobei im Wesentlichen nur die ersten beiden Kategorien wichtig für kardiale Fehlbildungen sind:
- Primäre Fehlbildungen oder Malformationen

Primäre Fehlbildungen sind morphologische Defekte, die durch eine endogene Entwicklungsstörung bedingt werden und genetische Ursachen haben, wie beispielsweise chromosomale Defekte.
- Sekundäre Fehlbildungen oder Disruptiones

Als sekundäre Fehlbildungen werden exogen bedingte morphologische Defekte bezeichnet, bei denen ein äußerer Einflussfaktor die normale Entwicklung unterbricht. Demzufolge besteht ein Wiederholungsrisiko nur bei erneuter Exposition gegenüber der exogenen Noxe (mütterliche Infektions- und Stoffwechselerkrankungen, Alkohol, Medikamente etc.), die auf den mütterlichen und damit auch auf den kindlichen Organismus einwirken können (SCHULTE u. SPRANGER 1993).
- Deformation

Unter Deformationen versteht man eine mechanisch bedingte Verformung oder Lageanomalie von Körperteilen, welche entweder durch vermehrtes Einwirken exzessiver Kräfte oder durch verminderte mechanische Resistenz einzelner Körperteile erfolgen kann. Ein Beispiel ist eine Gelenkfehlstellung im Rahmen eines Oligohydramnions.
- Dysplasie

Dysplasien sind Störungen, die durch abnorme zelluläre Organisation bedingt sind. Als Beispiele sind Pigmentnävi, Fibrome oder Exostosen zu nennen.

1.3.3 Einteilung der Fehlbildungen nach isoliertem und multiplem Auftreten

Fehlbildungen können isoliert oder multipel auftreten. Bei den multiplen Fehlbildungen können Sequenzen (SPRANGER et al. 1982), Assoziationen und Syndrome (OPITZ 1994) unterschieden werden.
Im Einzelnen wird wie folgt definiert (SCHULTE und SPRANGER 1993):

1. Sequenzen

Zusammentreffen von Fehlbildungen, die sich embryologisch von einem Primärdefekt ableiten lassen und dabei kann die Ätiologie uneinheitlich sein.

2. Assoziationen

Wahrscheinlich nicht zufälliges Zusammentreffen von unabhängigen Fehlbildungen mit unklarer Ätiologie.

3. Syndrome

Ein Syndrom ist eine Beschreibung für ein klinisches Erscheinungsbild, dessen Ätiologie oder Pathogenese mehr oder weniger unbekannt ist. Man unterscheidet:

- Syndrom 1. Ordnung beschreibt eine bekannte Ursache bei uneinheitlicher oder unbekannter Pathogenese.
- Syndrom 2. Ordnung entspricht der oben beschriebenen Sequenz (oft bekannte Pathogenese bei unbekannter Ätiologie).
- Syndrom 3. Ordnung ist ein Symptomenkomplex, bei der Pathogenese und Ätiologie unbekannt und uneinheitlich sind.

1.4 Ätiologie von Fehlbildungen und angeborenen Herzfehlern

Es können 40% – 60% aller Fehlbildungen keiner definitiven Ätiologie zugeordnet werden. In 20% – 25% aller Fälle werden multifaktorielle Ursachen in Betracht gezogen, d.h., dass eine bestimmte Fehlbildung in einer Familie signifikant häufiger auftritt als in der Gesamtbevölkerung ohne das ein Vererbungsmuster nach den Mendel'schen Gesetzen besteht. Ein multifaktorielles Vererbungsmuster ist z.B. für Krankheiten wie Diabetes mellitus oder die koronare Herzkrankheit bekannt.

6% – 8% aller Fehlbildungen werden durch die Mutation eines einzelnen Gens verursacht. Sie werden autosomal dominant, autosomal rezessiv oder X-chromosomal vererbt. Ein erhöhtes Risiko für monogenetische Mutationen besteht zum einen bei Vätern jenseits des vierzigsten Lebensjahres. Beobachtet werden dann z.B. die Achondroplasie, das Marfan-Syndrom oder das Apert-Syndrom. Zum anderen können ionisierende Strahlen zur Schädigung der Doppelstrang-DNA führen.

Weiteren 6% – 8% der Fehlbildungen liegen chromosomale Anomalien zu Grunde. Verantwortlich ist hierfür hauptsächlich das Alter der Mutter. Es kommt vermehrt zur sogenannten Non-Disjunction in der Meiose und damit zu einem zusätzlichen Chromosom oder zum Verlust eines Chromosoms. Ein Beispiel ist hierfür das Down-Syndrom mit seinem zusätzlichen Chromosom 21.

Die letzten 6% – 8% werden durch sogenannte Umwelt- oder Milieufaktoren bedingt. Darunter versteht man jeden nicht-genetischen Faktor, der das Risiko einer kongenitalen Anomalie für das Individuum erhöht. Dazu gehören Ernährungsfehler der Mutter (Diäten, Folsäuremangel…), mütterliche Erkrankungen und Infekte, Medikamenteneinnahme während der Schwangerschaft (Zytostatika, Aminopterin, Neuroleptika, Tranquilizer etc.), Drogenabusus (Alkohol, Zigaretten, LSD, PCP, Marihuana – teilweise allerdings im Einzelfall noch kontrovers diskutiert), physikalische

Einflüsse wie Einwirken von Strahlen oder Hyperthermie der Mutter und die Exposition gegenüber chemischen Noxen und Zusatzstoffen in Nahrungsmitteln (z.B. Trinkwasserchlorierung). Die Zuordnung einer Fehlbildung oder verschiedener Fehlbildungen zu einem Teratogen erweist sich hierbei als äußerst schwierig (SADLER 1998).

Bezüglich der Entwicklungsstadien des Embryos, in denen es zur Wirkungsentfaltung des Teratogens kommt, kann eine Einteilung vorgenommen werden in:

Blastogenese (Vorkeimstadium).
Dies umfasst die Zeit der Befruchtung bis zur Ausbildung der Keimblätter, also die ersten zwei Schwangerschaftswochen. Teratogene wirken in dieser Phase nach dem „Alles oder Nichts-Prinzip". Entweder führt das Teratogen zum Absterben des Keims oder zur Regeneration der Zellen mit normaler Weiterentwicklung.

Embryonalperiode (4 – 8 Schwangerschaftswochen)
Die Embryonalperiode ist durch die Organogenese gekennzeichnet. Teratogene sind in dieser Zeit hoch wirksam. Die einzelnen Organsysteme durchlaufen nacheinander Phasen, in denen sie gegenüber schädigenden Stoffen besonders empfindlich sind.

Fetalperiode (3 – 10 Schwangerschaftsmonate)
Diese Entwicklungsphase ist durch das Größenwachstum der einzelnen Organe gekennzeichnet. Nur Organe, die in dieser Phase ihre Differenzierung noch nicht beendet haben, sind noch in besonderem Maße für Teratogene empfindlich (Kleinhirn, Großhirnrinde, Urogenitalsystem) (SADLER 1998).

Hinsichtlich AHF sollen in 90% der Fälle multifaktorielle Gründe, in 8% chromosomale/genetische Faktoren und in 2% Umwelt-Teratogene vorliegen. Ursache eines Herzfehlers können sowohl Chromosomenbesonderheiten wie z.B. eine Trisomie 21 (Down-Syndrom), eine Trisomie 13 (Pätau-Syndrom), eine Trisomie 18 (Edwards-Syndrom), das Marfan-Syndrom, das Noonan-Syndrom oder das Williams-Beuren-Syndrom, das DiGeorge-Syndrom (Deletion 22q11) als auch Giftstoffe (Noxen) und Alkohol sein. Weiterhin werden hohes Mutteralter, Adipositas und einige Erkrankungen, wie z.B. Diabetes, in Verbindung mit einem erhöhten Risiko für kardiale Fehlbildungen gebracht. Auch einige Arzneimittel (Phenytoin, Cumarine, Lithium, Neuroleptika) oder Infektionen (Röteln) stehen im Verdacht Herzfehlbildungen zu verursachen. Herzfehler treten auch im Zusammenhang mit anderen Fehlbildungen (z.B. im Bereich des Urogenital- oder Darmtrakts) auf. Die Ursache der meisten Herzfehler ist aber dennoch derzeit ungeklärt (SADOWSKI 2009, SADLER 1998).

1.5 Möglichkeiten der Fehlbildungserfassung

1.5.1 Möglichkeiten der räumlichen Eingrenzung der Erfassung

Man unterscheidet bei der Fehlbildungserfassung (RÖSCH *et al.* 1996, Bericht zur Fehlbildungserfassung in der Region Magdeburg 1980 bis 1996 [Ministerium für Arbeit, Frauen, Gesundheit und Soziales des Landes Sachsen-Anhalt]):
- krankenhausbezogene Erfassung
- populationsbezogene Erfassung

Der Vorteil einer krankenhausbezogenen Erfassung ist der kleine Kreis der erfassenden Pädiater. Diese Methode erlaubt eine konsequente Untersuchung aller Kinder eines Krankenhauses, sodass Fehlbildungen nur selten der Diagnostik, Therapie und selbstverständlich der Erfassung entgehen. Fehlbildungen und Fehlbildungssyndrome werden von wenigen Personen diagnostiziert und verschlüsselt, was eine Einheitlichkeit in der Diagnosefindung und Syndromzuordnung garantiert. Der Nachteil ist, dass nur verhältnismäßig kleine Zahlen an Fehlbildungsfällen erfasst werden. Zeitliche Trends werden sehr gut erkannt, allerdings gestaltet sich eine regionale Zuordnung von Fehlbildungen problematisch.

Die populationsbezogene Erfassung dagegen erfasst sowohl zeitliche als auch räumliche Trends in ausreichender Fallzahl. Hier führt allerdings die Vielfältigkeit der erfassenden Einrichtungen und der erfassenden Personen (Pädiater, Gynäkologe, Hebamme, niedergelassene Ärzte) zu Fehlern und zur Uneinheitlichkeit bei der Diagnosestellung und Erfassung. Viele Fehlbildungsfälle werden entweder nicht erkannt, da sie keiner genaueren Untersuchung unterzogen werden, oder aber sie werden nicht erfasst (Vergessen, Verlegung des Kindes und Betreuung durch verschiedene Ärzte).

1.5.2 Möglichkeiten bei der Durchführung der Erfassung

Bezüglich der Durchführung der Erfassung gibt es zwei Möglichkeiten: Erfassung der Fehlbildungen mittels eines (QUEISSER-LUFT 2005):
- aktiven Fehlbildungsregisters
- passiven Fehlbildungsregisters

Das aktive Register führt eigenständig lokale und/oder multizentrische Untersuchungen durch. Es eignet sich sehr gut zur Untersuchung seltener Ereignisse. Mitarbeiter eines aktiven Registers werden speziell für diese Tätigkeit ausgebildet, was eine präzise Erfassung garantiert. Nach dem Erkennen von Clustern kann ein aktives Register prospektiv Kontrolluntersuchungen durchführen. Nachteilig ist der hohe Kosten- und Zeitaufwand.

Das passive Register identifiziert Fälle durch Nutzung bereits vorhandener Erhebungsstrukturen (z.B. die Perinatalerhebung). Die Gruppe der erfassenden Mitarbeiter ist dabei sehr heterogen und umfasst sowohl Ärzte als auch Hebammen oder Arzthelfer. Oftmals stimmen daher der diagnostizierende Arzt und der Erfasser der Fehlbildung nicht überein, was die Fehlerquote der Erfassung erhöht.

2. Datenerhebung und statistische Auswertung

2.1 Datenerhebung

Alle Ergebnisse beruhen auf einer vollständigen Erfassung sämtlicher Herzfehlbildungen im Zeitraum vom 01.01.2005 bis 31.12.2007 im Einzugsbereich der Perinatalregion Rostock. Hierzu wurde zunächst der überarbeitete Fehlbildungsbogen des Landes Mecklenburg-Vorpommern für die Region Rostock für diesen 3-jährigen Zeitraum ausgewertet. Dieser wies im Gegensatz zum standardisierten Piloterhebungsbogen für den Zeitraum 01.01.2002 – 31.12.2004 einige Veränderungen hinsichtlich der vorherigen Datenerfassung auf. So wurde auf das Prinzip der Verschlüsselung teilweise verzichtet. Insbesondere die Verbalisierung der „Beschreibung und Diagnosen" der angeborenen Fehlbildungen und die damit nicht mehr verbundene Einteilung in Haupt- und Nebendiagnosen fällt ins Auge. Auch in den Bereichen: „Angaben zur Schwangerschaft, Medikamente vor/während der Schwangerschaft, Pränatale Diagnostik und vorausgegangene Schwangerschaften" erfolgte eine Neugestaltung der Datenermittlung. Des Weiteren wurde auf folgende Punkte verzichtet: Apgar, Nabelschnur-pH, Ethnische Zugehörigkeit der Mutter, Größe und Gewicht der Mutter und Konsanguinität der Eltern.

Hinzugekommen sind detaillierte Angaben zum Wohnort, ob eine postpartale Chromosomendiagnostik und/oder Molekulargenetik durchgeführt wurde, chronische Erkrankungen der Mutter vorliegen und detaillierte Angaben zur Medikation insbesondere Folsäuregabe sind ergänzt worden. Auch der Abschnitt der pränatalen Diagnostik wurde präzisiert und erweitert hinsichtlich der Äußerung eines Fehlbildungsverdachtes. Ein neuer Abschnitt, der Aufschluss über vorausgegangene Schwangerschaften gibt, ist hinzugekommen (vergleiche Anhang 8.3).

Zusätzlich zum Fehlbildungsregister geschah eine ausführliche Durcharbeitung des Geburtenbuchs der Universitätsfrauenklinik für diesen 3-jährigen Zeitraum zur Vervollständigung der Datenerfassung.

Zur Komplettierung der Datenerhebung war die Nutzung des Archivs der Universitätsfrauenklinik und der Neonatologie relevant und es erfolgte ebenfalls das Hinzuziehen der Befunde der Pränatal-Diagnostik des Pränatalzentrums Rostock. In diesem Zuge geschah ein ausführliches Aktenstudium zum gesamten ermittelten Herzfehlbildungskollektiv. Hierbei kam es zu einer Datenerfassung hinsichtlich Apgar, Nabelschnur-pH, Geburtsmodus und mütterliche Daten wie Größe und Gewicht sowohl bei Erstuntersuchung als auch kurz vor der Geburt.

Abschließend wurden noch Vergleiche, Ergänzungen und Korrekturen mit dem Datenerfassungs- und Verwaltungssystem der Universität und aus der PAN-Studie durchgeführt. Hierfür wurde der ICD-10 (Internationale statistische Klassifikation der Krankheiten und verwandter Gesundheitsprobleme -10. Revision – WHO-Ausgabe) mit dem Bereich Q20-26.4 verwendet.

2.2 Programme und statistische Auswertung

Zur Datenerfassung wurde das Tabellenkalkulationsprogramm Microsoft Excel 2003 verwendet und anschließend erfolgte eine Konvertierung der erfassten Daten, um sie mit dem Statistikprogramm SPSS 15.0 auswerten zu können.

Für Vergleiche des kardialen Fehlbildungskollektivs mit einer normalen Neugeborenenpopulation wurden folgende 2 Kollektive hinzugezogen.

1. Neugeborenenkollektiv mit 509.000 Einlingsgeburten der Jahre 1998 – 2000 der Bundesrepublik Deutschland mit 9 Bundesländern (Daten bereitgestellt vom Institut für Perinatale Auxologie am Klinikum Südstadt Rostock)
2. Neugeborenenkollektiv mit 7324 Geburten der Jahre 2005 – 2007 des Klinikums Südstadt Rostock

2.3 Berechnung der Fehlbildungsprävalenz

Die Prävalenz gibt die Anzahl der erkrankten Personen zu einem festen Zeitpunkt (Punktprävalenz) an. Sie ist ein Verhältnis und dimensionslos. Die Inzidenz beschreibt dagegen die Neuerkrankungsrate, also die Wahrscheinlichkeit für eine beliebige Person während einer Beobachtungszeit zu erkranken. Die Inzidenz ist eine Rate mit 1/Zeit und beschreibt ein Risiko zu erkranken.

In dieser Arbeit werden Prävalenzen und keine Inzidenzen ermittelt und bei kleinen Fallzahlen erfolgt keine Prävalenzberechnung, hier wird lediglich von Fällen gesprochen.

3. Ergebnisse

3.1 Allgemeine Ergebnisse

3.1.1 Allgemeines

Im Zeitraum von 2005 bis 2007 sind 163 Fehlbildungsfälle ermittelt worden. Darunter befinden sich isolierte kardiale Fehlbildungen, Fehlbildungssyndrome, welche mit Herzfehlern einhergehen und komplexe Vitien cordi. Außerdem kommen noch 73 Fälle aufgrund von Mehrfachbenennungen (bis zu 3 Herzfehlbildungen) hinzu.

Zusätzlich ist ein Ausschluss sämtlicher Fälle (insgesamt weitere 36) erfolgt, die die Diagnose Persistierender Ductus arteriosus als einzige kardiale Fehlbildung aufweisen, obwohl sie als angeborene Fehlbildung verschlüsselt wurden. Nicht eindeutig nachweisbar ist, ob es sich lediglich um eine physiologische Anpassungsstörung oder tatsächlich um eine angeborene Fehlbildung handelt.

Des Weiteren ist ein Vergleich hinsichtlich der Führung des Fehlbildungsregisters mit folgenden Ergebnissen herangezogen worden. Waren in den Jahren 2005 noch 36 Fälle (70,6%) und 2006 noch 39 Fälle (69,6%) erfasst, so reduzierte sich die Anzahl für 2007 auf 23 Fälle (41,1%). So wurden insgesamt im 3jährigen Zeitraum 65 Fehlbildungsfälle (39,9%) nicht im Fehlbildungsregister erfasst. (Tab.1 und Abb.1)

Tab.1 Fehlbildungsregister Jahresverteilung

		im Fehlbildungsregister	nicht im Fehlbildungsregister	Gesamt
Jahr 2005	Anzahl *(in %)*	36 *(70,6)*	15 *(29,4)*	51 *(100,0)*
Jahr 2006	Anzahl *(in %)*	39 *(69,6)*	17 *(30,4)*	56 *(100,0)*
Jahr 2007	Anzahl *(in %)*	23 *(41,1)*	33 *(58,9)*	56 *(100,0)*
Gesamt	Anzahl *(in %)*	98 *(60,1)*	65 *(39,9)*	163 *(100,0)*

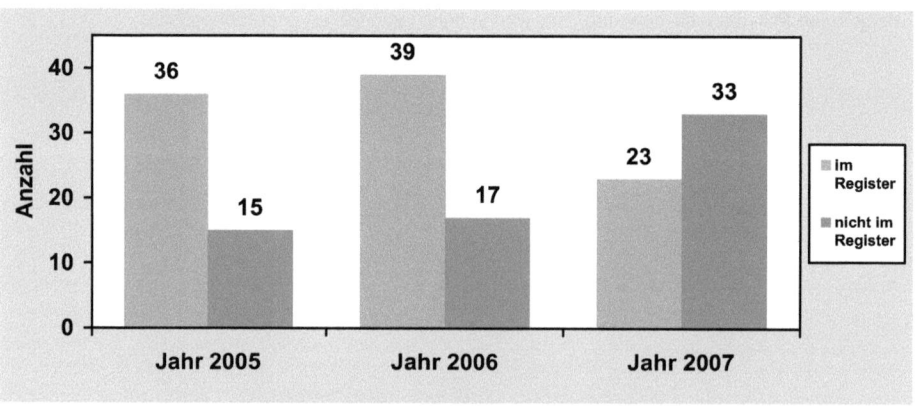

Abb.1 Fehlbildungsregister Jahresverteilung

3.1.2 Entbindungsmodus Vergleich Fehlbildungskollektiv mit Geburtenkollektiv und Normalkollektiv

Vergleicht man nun alle Kollektive miteinander, so kamen im FK lediglich 50,9% gegenüber 69,3% und 75,5% vom GK bzw. NK spontan zur Welt. 38,0% des FK kamen per primärer Sectio zur Welt, im GK waren es 17,6% und im NK sogar nur 8,4%. Im GK sowie NK ist ein höherer Anteil bei der sekundären Sectio 9,2% bzw. 9,1% zu 5,5% und bei der Vakuumextraktion 4,9% (NK) zu 1,2% (FK) bzw. 1,4% (GK) zu verzeichnen. In 3,1% der Fälle des FK und 0,1% des GK konnten keine Angaben bezüglich des Entbindungsmodus gefunden werden. (Abb.2)

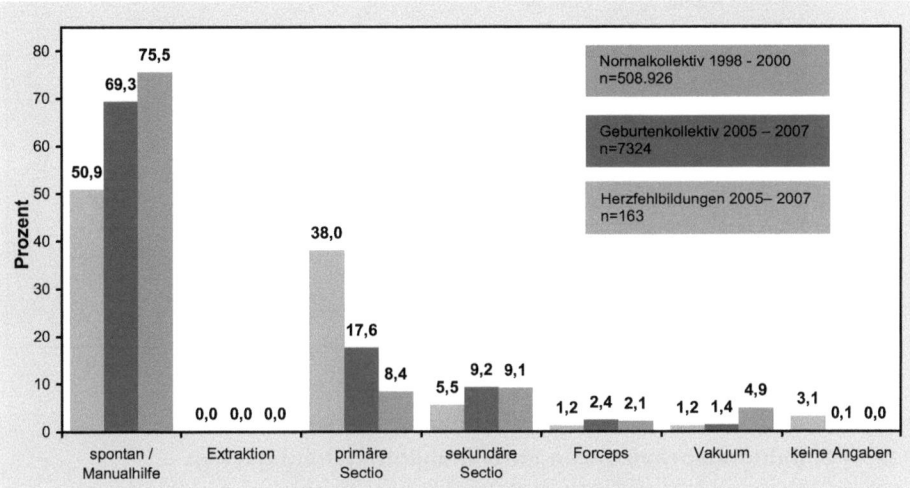

Abb.2 Entbindungsmodus im Vergleich

3.1.3 Regionsaufteilung

Demnach wohnen die meisten Mütter, nämlich 88 in Rostock und 36 im Landkreis Bad Doberan im Einzugsgebiet Rostock. Weiterhin stammen 10 aus dem Müritz-Kreis, 9 aus dem Kreis Güstrow und 6 aus Nordvorpommern. Jeweils 3 Mütter waren aus Demmin bzw. aus einem anderen Bundesland / Land. Mit einer Anzahl von 2 Fällen sind die Regionen Wismar, Nordwestmecklenburg und Ostvorpommern vertreten. Aus Rügen und Stralsund kam nur jeweils eine Mutter. Die Regionen Schwerin, Neubrandenburg, Greifswald, Parchim, Ludwigslust, Überrand und Mecklenburg-Strelitz waren gar nicht vertreten (Abb.3).

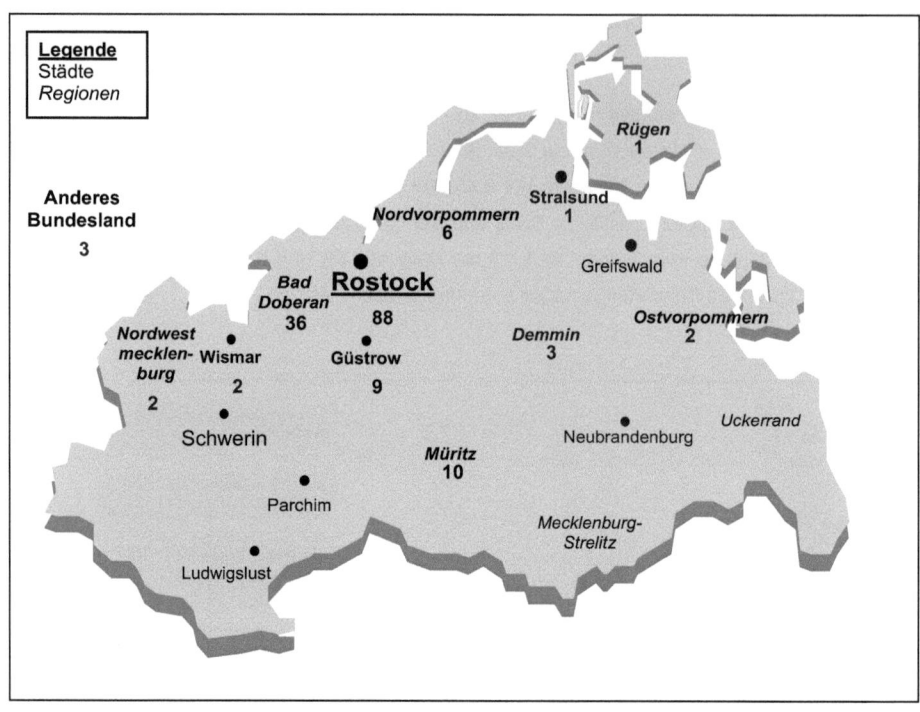

Abb.3 Regionsaufteilung

3.2 Fehlbildungsprävalenzen und Fehlbildungshäufigkeiten

Im dreijährigen Zeitraum vom 01.01.2005 bis 31.12.2007 wurden in Rostock 163 Herzfehlbildungsfälle registriert, darunter 152 Lebendgeborene, 0 Totgeborene, 11 induzierte Aborte und 0 Spontanaborte.

In 149 Fällen handelte es sich um Einlinge, in 13 Fällen um Zwillinge und in einem Fall um Drillinge (Abb.4)

Das Geschlechtsverhältnis beträgt Jungen 46,6% (n=76) zu Mädchen 53,4% (n=87) (Abb.). Betrachtet man den Anteil der Jungen, so beträgt dieser 2005 52,9%, 2006 46,4% und 2007 41,1%. Demgegenüber steht das Gesamtgeburtenkollektiv Rostocks mit Jungen 51% zu Mädchen 49%. (Abb.5)

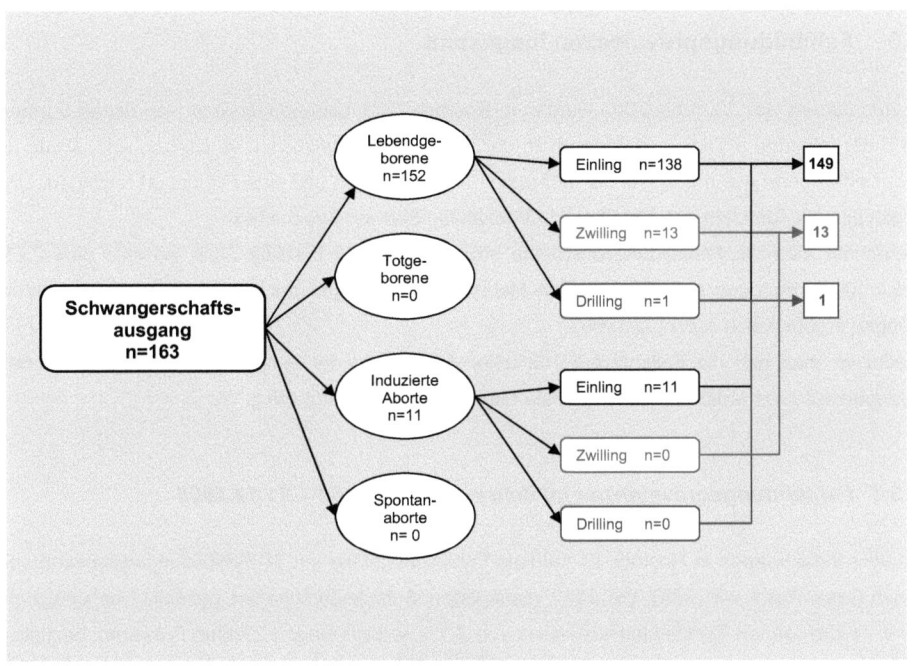

Abb.4 Schwangerschaftsausgang

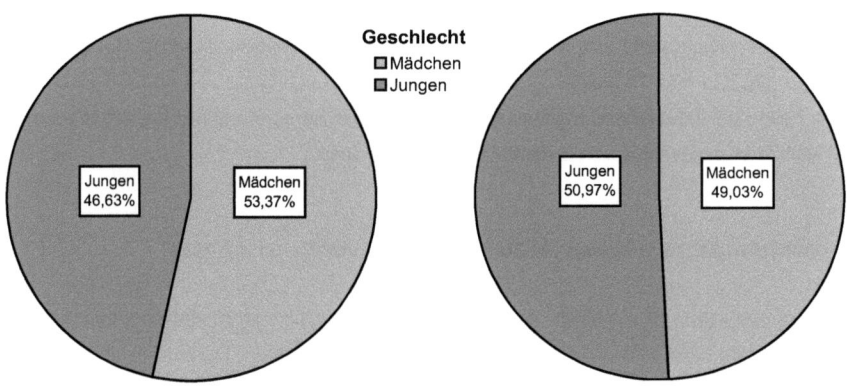

Abb.5 Geschlechtsverteilung Fehlbildungskollektiv vs. Rostocker Geburtenkollektiv

3.3 Fehlbildungsprävalenzen insgesamt

In den Jahren von 2005 bis 2007 wurden in Rostock 7271 Lebendgeborene, von denen 6 innerhalb der folgende 6 Tage und 7 innerhalb der ersten 4 Lebenswochen verstorben sind, sowie 20 induzierte Aborte aus medizinischer Indikation, 32 Totgeburten und eine Fehlgeburt registriert. Das ergibt eine Gesamtzahl von 7324 bei 7143 gezählten Schwangerschaften.

Berechnet man die Fehlbildungsprävalenz bezogen auf 163 kardiale Fälle, so sind dies 2,2% (22,2/1000). Bezogen auf 236 Fälle bei Mehrfachbenennungen der einzelnen kardialen Fehlbildungen ergeben sich 3,2% (32/1000).

Reduziert man nun die Fallzahl auf 152 unter Ausschluss der induzierten- und Spontanaborte bezogen auf 7304 ergibt sich eine kardiale Fehlbildungsprävalenz von 2,1%.

3.3.1 Fehlbildungsprävalenzen im Zeitraum 01.01.2005 – 31.12.2005

Im Jahr 2005 wurden in Rostock 51 kardiale Fehlbildungsfälle mit 77 Fehlbildungsdiagnosen von einer Gesamtzahl von 2387 bei 2343 registrierten Schwangerschaften gezählt. Das entspricht einer fallbezogenen Fehlbildungsprävalenz von 2,1%, jedoch einer 3,2%igen Prävalenz bezüglich der Fehlbildungsdiagnosen. Schließt man nun die induzierten- und Spontanaborte aus, so erhält man 48 Fälle von 2380, was einer Prävalenz von 2,0% entspricht.

3.3.2 Fehlbildungsprävalenzen im Zeitraum 01.01.2006 – 31.12.2006

2006 wurde eine Gesamtzahl von 2436 bei 2360 Schwangerschaften ermittelt. Bei 56 Fehlbildungsfällen ergibt das eine Prävalenz von 2,3%, unter Berücksichtigung von 80 Diagnosen erhält man 3,3%. Fallen die induzierten- und Spontanaborte aus der Berechnung heraus, erhält man eine kardiale Fehlbildungsprävalenz von 2,1% bei 50 zu 2434 Fällen.

3.3.3 Fehlbildungsprävalenzen im Zeitraum 01.01.2007 – 31.12.2007

In diesem Zeitraum gab es ebenfalls 56 Fehlbildungsfälle jedoch mit 79 Fehlbildungsdiagnosen und die Gesamtzahl belief sich auf 2501 bei 2440 Schwangerschaften. Daraus resultiert eine fallbezogene Prävalenz von 2,2% und hinsichtlich der Diagnosen 3,2%. Ohne induzierte- und Spontanaborte ergibt sich eine 2,0%ige Prävalenz bei 50 von 2490 Fällen.

3.4 Fehlbildungshäufigkeiten

3.4.1 Häufigste kardiale Fehlbildungen insgesamt

Die häufigste Fehlbildung im Zeitraum von 2005 bis 2007 in Rostock ist der Ventrikelseptumdefekt mit einer Häufigkeit von 84 bezogen auf 163 Fehlbildungsfälle. Damit beträgt sein Anteil 51,5%. An zweiter Stelle steht das persistierende Foramen ovale mit einer Anzahl von 21 und somit 12,9%. Ein komplexes Vitium cordis trat in 8 Fällen mit 4,9% auf. Gefolgt vom Atriumseptumdefekt Typ II mit 7 (4,3%), der Pulmonalklappeninsuffizienz sowie der Pulmonalklappenstenose mit jeweils 6 Fällen und einem Anteil von 3,7%. Die Trikuspidalinsuffizienz besitzt einen Anteil von 2,5% bei 4 Fällen. Fallotsche Tetralogie, Aortenisthmusstenose, Aortenklappenstenose, Lungenvenenfehleinmündungen und Trisomie 21 mit Herzfehlbildung wurden in jeweils 3 Fällen also 1,8% Anteil diagnostiziert. In je 2 Fällen (1,2%) handelte es sich um Dextrokardie, Ventrikelseptumhypertrophie und Mitralklappeninsuffzienz. Am Schluss und damit sehr selten mit nur jeweils einem Fall (0,6%) traten die Transposition der großen Gefäße, ein inkompletter AV-Kanal, ein Truncus arteriosus Communis, ein aortopulmonales Fenster, ein hypoplastisches Linksherzsyndrom und eine Pulmonalklappenatresie auf. (Abb.6)

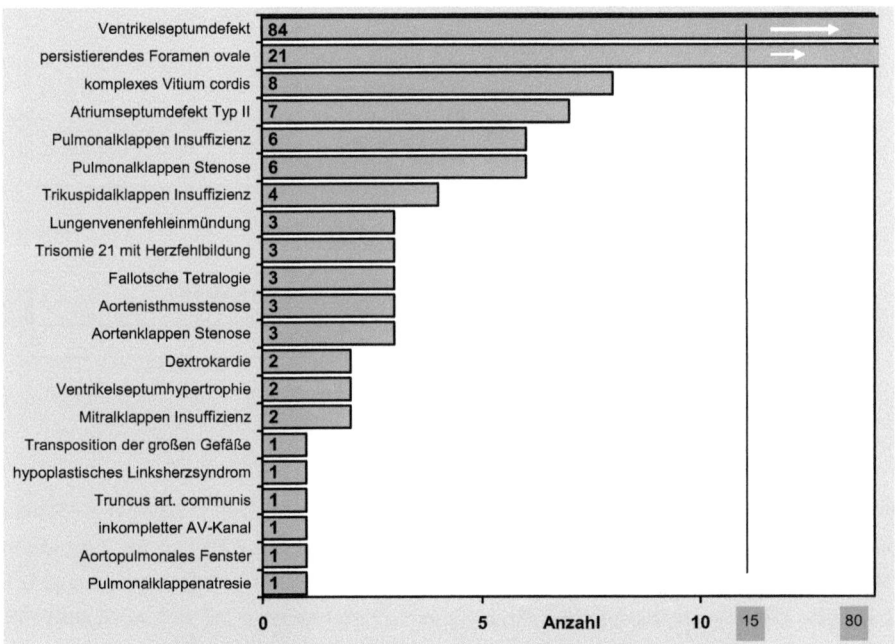

Abb.6 Häufigkeitsverteilung kardialer Fehlbildungen insgesamt

Fehlbildungsfallunterteilung

Alle 163 Fehlbildungsfälle teilen sich in 90 (55,2%) Einfach-, 36 (22,1%) Zweifach-, 13 (8%) Dreifach-Fehlbildungen, 11 (6,75%) Aborte, sowie 11 (6,75%) Einfach-, 0 Zweifach- und 2 (1,2%) Dreifach- mit je einer anderen nicht kardialen Fehlbildung (Σ=7,95%) auf. Damit beträgt der Anteil an Mehrfachfehlbildungen 38% bzw. 8,5/1000 Geburten. Außerdem ist aus Abb.7 weiterhin ersichtlich wie sich die Fehlbildungen auf Einlinge, Zwillinge und Drillinge verteilen und wie viele therapiebedürftige Komorbiditäten in den einzelnen Kategorien bei der Geburt auffielen.

Bei der Häufigkeit an Komorbiditäten zeigt sich eindeutig eine Tendenz hin zu den Mehrlingen.

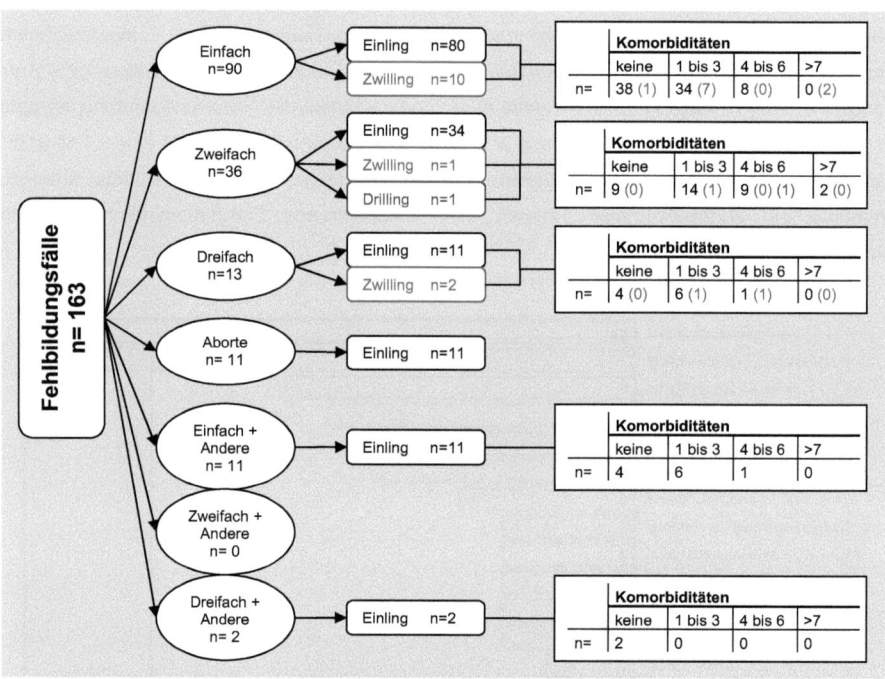

Abb.7 Fehlbildungsverteilung

3.4.2 Häufigste Fehlbildungen der Lebendgeborenen

Bei 152 Lebendgeborenen liegt der Ventrikelseptumdefekt mit 84 Fällen (55,3%) an 1. Stelle. 21 mal (13,8%) wurde das persistierende Foramen ovale registriert. Auf Platz 3 mit 7 registrierten Fällen (4,6%) ist der ASD II. Die Stenose und Insuffizienz der Pulmonalklappe wurde je 6 mal (3,9%) und die Trikuspidalklappeninsuffizienz 4 mal (2,6%) gezählt. Mit je 3 ermittelten Fällen (2,0%) sind die Aortenklappenstenose, die Fallotsche Tetralogie, die Lungenfehleinmündungen und die Aortenisthmusstenose identisch. Die Dextrokardie, Mitralklappeninsuffizienz und die Ventrikelseptumhypertrophie wurden jeweils 2 mal (1,3%) erfasst. Die geringste Häufigkeit mit je einem Fall (0,7%) haben das aortopulmonale Fenster, das hypoplastische Linksherzsyndrom, der inkomplette AV-Kanal, der Truncus art. Communis, die Transposition der großen Gefäße und die Pulmonalklappenatresie. (Abb.8)

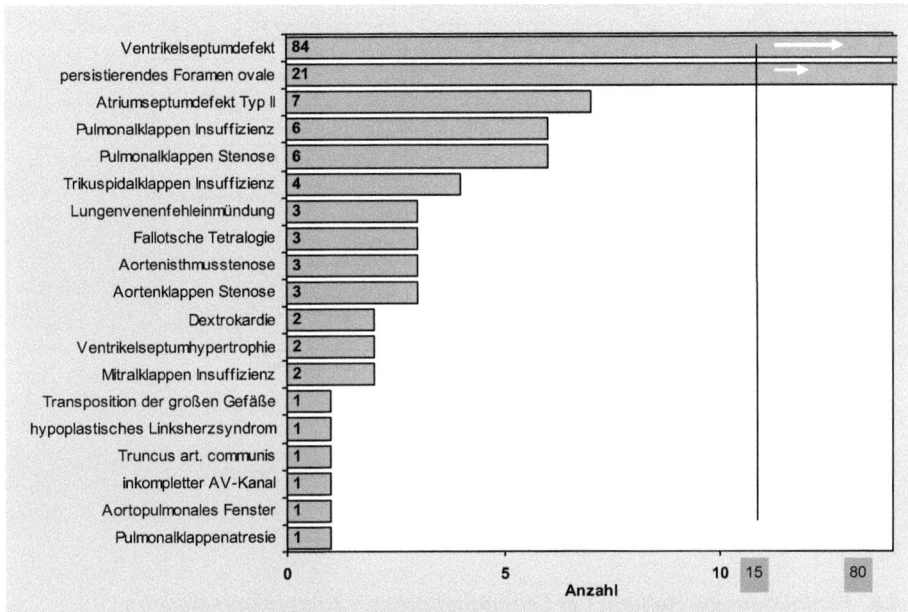

Abb.8 Häufigkeitsverteilungen bei Lebendgeborenen

3.4.3 Häufigste Fehlbildungen bei den induzierten Aborten

Bei 11 (6,75% vom FK) induzierten Aborten (7 männliche und 4 weibliche Feten) wurden insgesamt 19 Fehlbildungsdiagnosen gestellt und bei 9 Fällen konnte keine Aussage bezüglich einer anderen Fehlbildung getroffen werden, da es sich um induzierte Aborte handelte. Die Diagnosen teilen sich auf in 3 Fälle (27,3%) mit Trisomie 21 mit assoziierter Herzfehlbildung, 3 Fälle (27,3%) mit Trisomie 18 und fünfmalig (45,5%) ein komplexes Vitium cordis. Als 2. Fehlbildungsdiagnose wurde dreimal ein Vitium cordis und zweimal ein Ventrikelseptumdefekt. Als 3. Fehlbildung trat einmalig ein Ventrikelseptumdefekt auf.

Unter den anderen Fehlbildungen mit je einem Fall (9,1%) ist die Malposition von Verdauungsorganen sowie die Brachicephalie, Omphalocele, Extremitätenfehlbildung als Kombination vertreten. (Abb.9)

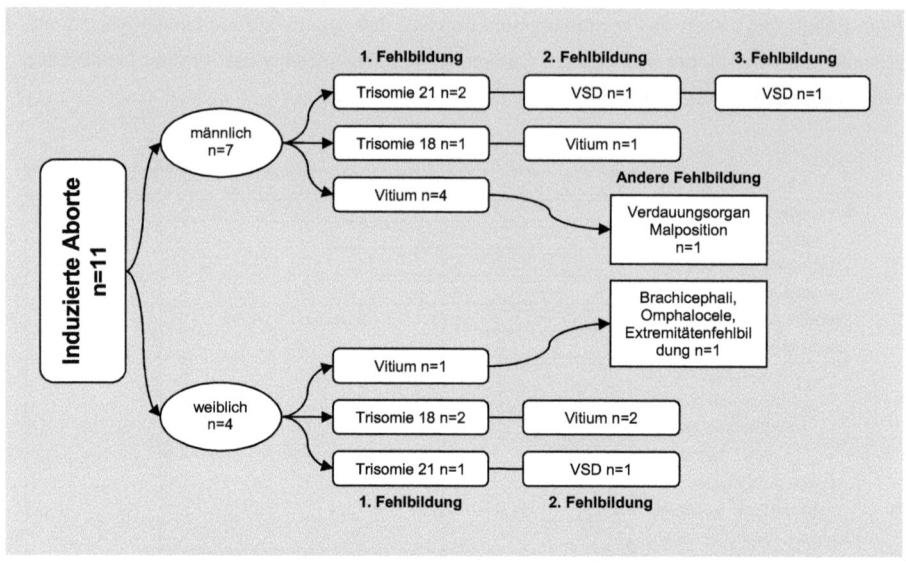

Abb.9 Häufigkeitsverteilungen bei induzierten Aborten

3.4.4 Fehlbildungsverteilung bei Lebendgeborenen Jungen und Mädchen

Auch hier wurden sämtliche Fehlbildungsfälle (1. bis 3. Ordnung) und andere Fehlbildungen in Betracht gezogen.

So handelt es sich um insgesamt 152 Fälle 1. Ordnung (69 Jungen, 83 Mädchen), 51 Fälle 2. Ordnung (20 Jungen, 31 Mädchen), 16 Fälle 3. Ordnung (7 Jungen, 9 Mädchen) und 13 Fälle (9 Jungen, 4 Mädchen) mit anderen Fehlbildungen bei den Lebendgeborenen [Σ=232].

Bei den Fällen 1. Ordnung dominiert sowohl bei den Jungen als auch bei den Mädchen der Ventrikelseptumdefekt mit 47,8% (n=33) zu 61,4% (n=51). Das persistierende Foramen ovale liegt bei beiden mit 18,8% (n=13) zu 9,6% (n=8) an zweiter Stelle. Bei den Jungen folgen an 3. Stelle mit je 4,3% (n=3) ASD II, Fallotsche Tetralogie und Aortenisthmusstenose. Der ASD II, PS und PI sind bei den Mädchen mit je 4,8% (n=4) an 3. Stelle. Am 4. häufigsten bei den Jungen mit je 2,9% (n=2) sind PI, PST, AST und Lungenvenenfehleinmündung und bei den Mädchen mit 3,6% (n=3) die TI. Auf Rang 5 bei den Jungen folgen mit 1,4% (n=1) Ventrikelseptumhypertrophie, Pulmonalklappenatresie, hypoplast. Linksherzsyndrom, inkompletter AV-Kanal, aortopulmonales Fenster und TI, bei den Mädchen mit je 2,4% (n=2) die MI und Dextrokardie (Abb.10).

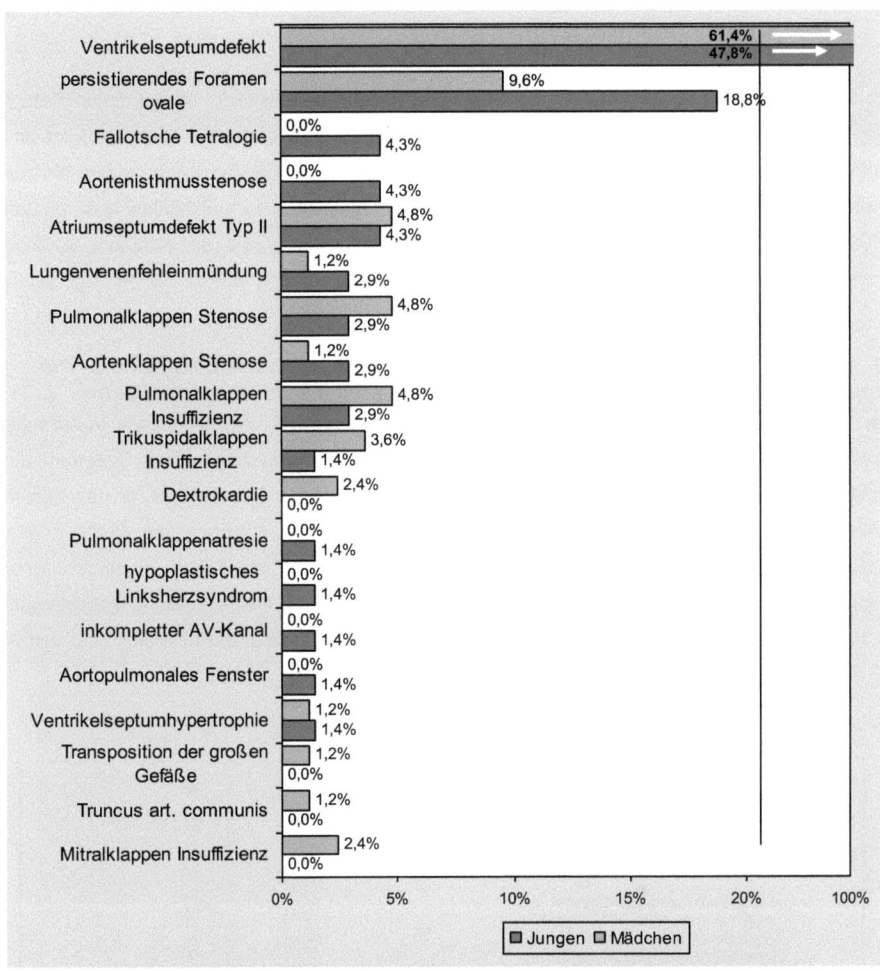

Abb.10 Fehlbildungsverteilung bei Jungen und Mädchen I. Ordnung

Bei den Fällen 2. Ordnung (insgesamt 51 Fälle) ist bei den Jungen an 1. Stelle der PDA 28,6% (n=6), gefolgt vom VSD 14,3% (n=3) und auf Rang 3 die ISTA, PFO und TI mit je 9,5% (n=2). Das PFO und PDA mit je 23,3% (n=7) ist bei den Mädchen an 1. Stelle, gefolgt von TI 16,6% (n=5) und auf Rang 3 mit 10% (n=3) sind der VSD und ASD I.

Die 3. Ordnung beinhaltet 16 Fälle mit 28,6% (n=2) ist der PDA auf Rang 1 bei den Jungen, gefolgt von VSD, ASD II, AI, AS und Dysplasie der Pulmonalarterie mit je 14,3% (n=1). Auch der PDA liegt bei den Mädchen auf Rang 1 mit 33,3% (n=3), gefolgt vom ASD I mit 22,2% (n=2). An 3. und letzter Stelle mit je einem Fall (11,1%) sind VSD, inkompletter AV-Kanal, Koarktation der Aorta und Sinus Venosus Defekt.

3.5 Auswertung kindlicher Daten

In der kindlichen Datenauswertung werden alle lebendgeborenen Einlinge mit kardialen Fehlbildungen im Zeitraum von 2005 bis 2007 berücksichtigt. Für die induzierten Aborte erfolgt eine gesonderte Auswertung zur detailierteren Übersicht über die Dauer der Schwangerschaft bis zum geplanten Abbruch. Zu Vergleichszwecken wurden Daten aus einem Normalkollektiv aus den Jahren 1998 bis 2000 (bereitgestellt vom Institut für Perinatale Auxologie am Klinikum Südstadt Rostock) und das gesamte Geburtenkollektiv der Universitäts-Frauenklinik Rostock herangezogen.

3.5.1 Verteilung der vollendeten Schwangerschaftswochen der Lebend- und totgeborenen Einlinge mit Herzfehlbildungen im Vergleich zum Normalkollektiv

In der Abb.12 ist die Häufigkeit der Lebend- und Totgeborenen bezüglich ihrer vollendeten Schwangerschaftswoche im Vergleich zu einem Normalkollektiv ersichtlich. Das Spektrum des Fehlbildungskollektivs reicht von 25 SSW (n=1) bis 42 SSW (n=1). Die Fallzahl für das Fehlbildungskollektiv beträgt 138. Demzufolge wurde eine hohe Frühgeborenenrate von 41,3% gegenüber dem Normalkollektiv mit 6,5% ermittelt. Auch ist der Verlauf der Kurve im reifgeborenen Bereich deutlich flacher als im Normalkollektiv. Die meisten Kinder im Fehlbildungskollektiv sind nach 38 (n=22) und 40 SSW (n=20) zur Welt gekommen. Im Frühgeborenen-Bereich sind von 34 bis 36 SSW insgesamt 40 Kinder (28,9%) zur Welt gekommen.

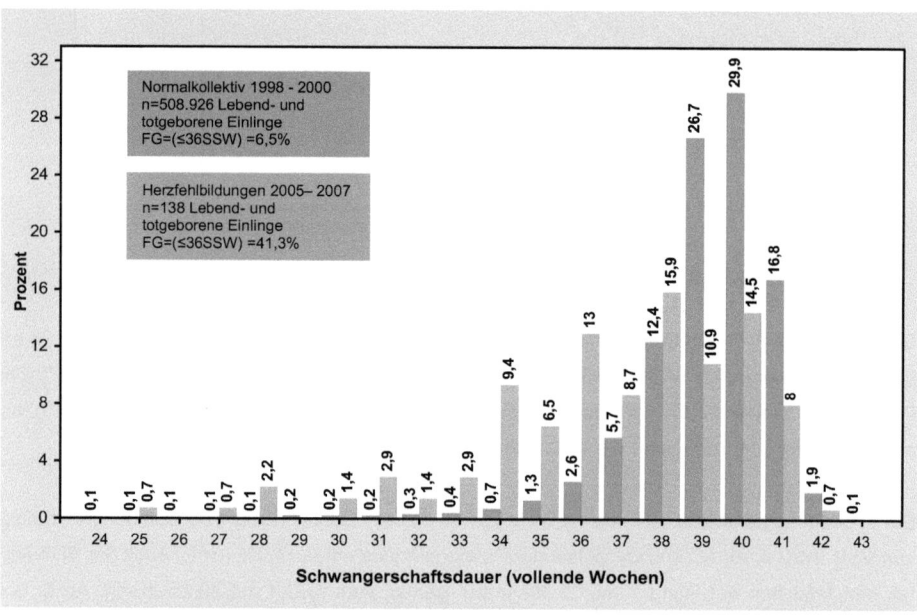

Abb.12 Schwangerschaftsdauer Fehlbildungskollektiv im Vergleich mit einem Normalkollektiv

Vergleicht man nun auch noch das Fehlbildungskollektiv mit dem Normalkollektiv und dem Geburtenkollektiv (Abb.13) der Universität Rostock erhält man folgendes Bild: das Geburtenkollektiv liegt mit einer Frühgeborenenrate von 8,6% für lebend- und totgeborene Einlinge ebenfalls höher als das Normalkollektiv mit 6,5%. Auch ist die Häufigkeit bei 38 SSW 14,4% vs. 12,4%, bei 41 SSW 21,1% vs. 16,8% und bei 42 SSW 4% vs. 1,9% größer als das Normalkollektiv. Dafür ist der Anteil zwischen 39 und 40 SSW mit 46,1% zu 56,6% niedriger.

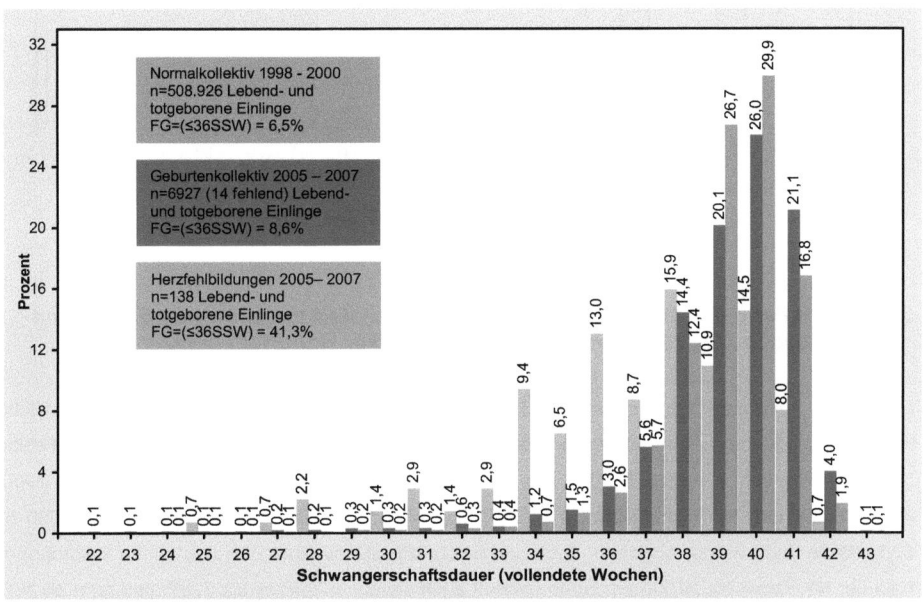

Abb.13 Schwangerschaftsdauer Fehlbildungskollektiv im Vergleich zum Rostocker Geburtenkollektiv und Normalkollektiv

3.5.2 Verteilung der Schwangerschaftsdauer bei den Einlingen nach induziertem Abort

Das Spektrum der Schwangerschaftswochen in denen ein Abort eingeleitet wurde reicht von 20 SSW bis 36 SSW. Es gab insgesamt 11 Abbrüche, bei einem konnte bezüglich der SSW keine Angabe gemacht werden. Im Zeitraum bis 25 SSW wurden 8 Aborte und nach 31 und 35 SSW jeweils nur ein Abort durchgeführt, was eine Ausnahme darstellte. Der Mittelwert beträgt 25, der Median 23 und die Streuung 5,0. (Abb.14)

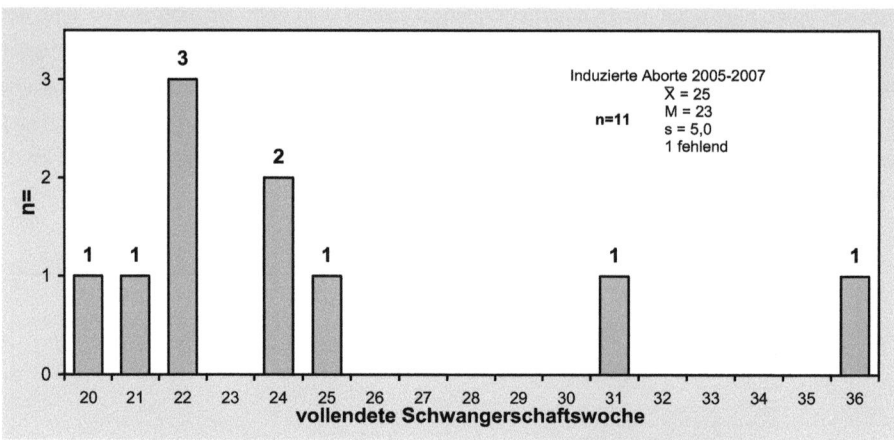

Abb.14 Schwangerschaftsdauer bei induziertem Abort

3.5.3 Verteilung des Geburtsgewichts der lebend- und totgeborenen Einlinge im Vergleich zum Normalkollektiv und Rostocker Geburtenkollektiv

Die Abb.15 zeigt die Prozentangaben der Kinder bezüglich ihrer klassifizierten Geburtengewichte im Vergleich zu einem Normalkollektiv. Das Spektrum reicht dabei von 500g bis zu 5399g (Fehlbildungskollektiv von 800g bis 5399g). Die Kurve des Fehlbildungskollektivs verläuft bis zu 2900g oberhalb der des Normalkollektivs. Von 3000 bis 4299g verläuft sie unterhalb und ab 4300 bis 5399 ist sie dann wieder oberhalb. Auch das Geburtenkollektiv Rostocks zeigt einen Verlauf oberhalb der NK-Kurve bis 2400g an. Dann verläuft auch sie etwas flacher bis 3799, um dann ab 3800 wieder oberhalb des NK´s zu verlaufen. Vergleicht man nun einmal die Mittelwerte, Mediane und Standardabweichungen der einzelnen Kollektive, so fällt auf, dass das GK und NK nahezu identische Werte aufweisen, das FK jedoch einen kleineren Mittelwert sowie Median aufweist, aber eine deutlich höhere Standardabweichung (Tab.2).

Tab.2 Geburtsgewicht des Fehlbildungs- im Vergleich zum Geburten- und einem Normalkollektiv

Geburtsgewicht	Fehlbildungs-kollektiv	Geburten-kollektiv-	Normalkollektiv
n=	138	6.941	508.893
Mittelwert	2965	3382	3390
Median	3090	3430	3415
Standardabweichung	902	630	563

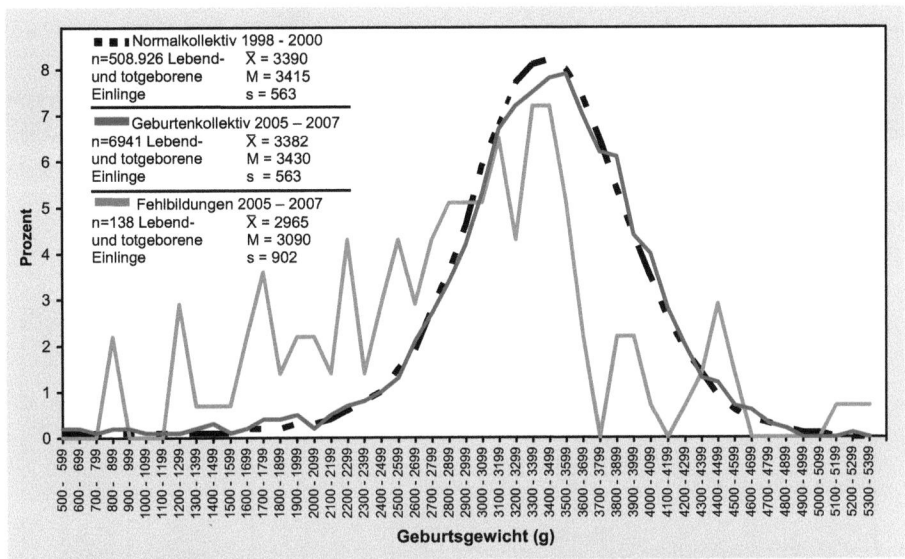

Abb.15 Verteilung des Geburtsgewichtes des Fehlbildungskollektivs im Vergleich mit dem Rostocker Geburtenkollektiv und einem Normalkollektiv

Verteilung des Geburtsgewichts der Kinder mit Ventrikelseptumdefekt im Vergleich zum Rest der kardialen Fehlbildungen

Es handelt sich um 73 Fälle mit VSD zu 65 Fälle der restlichen kardialen Fehlbildungen 1. Ordnung. Vergleicht man hier die Mittelwerte ist das Verhältnis 3134 (VSD) zu 2775. Beim Median erhält man 3240 zu 2880. Die Standardabweichung weist bei beiden nur relativ geringe Abweichungen auf (870 zu 907) (Tab.3).

Tab.3 Geburtsgewichtvergleich zwischen VSD und übrigen kardialen Fehlbildungen

Vergleich Geburtsgewicht	VSD	Rest
n=	73	65
Mittelwert	3134	2775
Median	3240	2880
Standardabweichung	870	907

3.5.4 Vergleich von Länge und Kopfumfang der Lebend- und Totgeborenen des Fehlbildungs- mit dem Rostocker Geburten- und Normalkollektiv

Bezüglich der Länge der 138 Lebend- und Totgeborenen mit kardialen Fehlbildungen erhält man einen Mittelwert von 48,1cm und einen Median von 49,0cm. Im Vergleich sind die Mittelwerte des GK (49,9cm) bzw. NK (51,2cm) und der Median GK (50,0cm) bzw. NK (51,0cm) nur geringfügig höher. Allerdings sind die Werte des Fehlbildungskollektivs gestreuter, was sich an der Standardabweichung von 4,3 im Vergleich zum GK und NK mit der identischen Standardabweichung von 3,0 zeigt.

So ist der Unterschied der Messergebnisse beim Kopfumfang auch nicht wesentlich anders. Hier beträgt die Standardabweichung 2,8 zu 1,9 (GK) bzw. 1,7 (NK). Im GK und NK sind sowohl die Mittelwerte als auch der Median nahezu identisch, im FK fallen die Werte für den Kopfumfang geringer aus (Tab.4).

Tab.4 Länge und Kopfumfang des Fehlbildungskollektivs im Vergleich mit dem Rostocker Geburtenkollektiv und einem Normalkollektiv

			Fehlbildungskollektiv	Geburtenkollektiv	Normalkollektiv
Länge (cm)	n=	Gültig	138	6.922	506.778
	n=	Fehlend	0	19	0
	Mittelwert		48,1	49,9	51,2
	Median		49,0	50,0	51,0
	Standardabweichung		4,3	3,0	3,0
Kopfumfang (cm)	n=	Gültig	138	6.896	504.546
	n=	Fehlend	0	45	0
	Mittelwert		33,3	34,7	34,9
	Median		34,0	35,0	35,0
	Standardabweichung		2,8	1,9	1,7

Vergleich von Länge und Kopfumfang der Kinder mit VSD´s mit dem Rest der kardialen Fehlbildungen sowie dem Normalkollektiv

Auch bei der Länge sowie beim Kopfumfang verhalten sich die Mittelwerte bzw. der Median zugunsten der Kinder mit Ventrikelseptumdefekt. So sind Kinder mit VSD im Mittel 1,3cm länger und haben einen um 1,2cm größeren Kopfumfang, als Kinder mit anderen kardialen Fehlbildungen. Die Streuung beträgt 4,1 (VSD) zu 4,5 bei der Länge und 2,5 (VSD) zu 2,9 beim Kopfumfang. Betrachtet man nun noch das VSD-Kollektiv im Vergleich zum NK, so sind die Unterschiede nicht mehr ganz so groß, wie zuvor festgestellt. Beim Längenmittelwert verhält es sich 48,7cm (VSD) zu 51,2cm und beim Median 50,0cm zu 51,0cm, die Unterschiede in der Standardabweichung reduzieren sich auf 4,1 zu 3,0. Ähnliche Ergebnisse sind auch bei der Auswertung zum Kopfumfang zu verzeichnen. (Tab.5)

Tab.5 Länge und Kopfumfang der VSD im Vergleich mit den übrigen Herzfehlern und einem Normalkollektiv

		VSD	Rest	Normalkollektiv
Länge (cm)	n=	73	65	506.778
	Mittelwert	48,7	47,4	51,2
	Median	50,0	48,0	51,0
	Standardabweichung	4,1	4,5	3,0
Kopfumfang (cm)	n=	73	65	504.546
	Mittelwert	33,9	32,7	34,9
	Median	34,0	33,0	35,0
	Standardabweichung	2,5	2,9	1,7

3.5.5 Verteilung der Apgar-Werte der lebend- und totgeborenen Einlinge im Vergleich zum Normalkollektiv und Rostocker Geburtenkollektiv

Es ist eindeutig zu erkennen, dass die Apgar-Werte des FK deutlich zu den niedrigeren Werten sowohl vom 1'-Minuten- bis hin zum 10'-Minutenbereich im Vergleich zum GB und NK verschoben sind. Innerhalb des Bereiches von 0 bis 6 (leichte bis schwere Depression) liegen im FK bei 1' 15,2%, im GK 4,5%, im NK sogar nur 4,1%. Im Verlauf, also nach 5 min beträgt der Anteil an Depressionen im FK immerhin noch 5,7%, GK und NK jedoch nur noch 1,1% und nach 10min sind es noch 2,1% zu GK 0,2% bzw. NK 0,5%. Im Apgar-Bereich ≤ 7 nach 1 und 5 Minuten liegen im FK 28,2% bzw. 15,1% (GK 8,1% bzw. 3,0%; NK 8,3% bzw. 2,3%). Auch ist der Anteil im 9er bis 10er Bereich vom FK deutlich niedriger, als in den jeweiligen Vergleichskollektiven. Was außerdem auffällig ist, sind die jeweiligen Anteile im 10er Bereich des 1' Apgars. Hier zeigt sich in allen Kollektiven nur eine geringe Prozentzahl. (Abb.16)

Vergleich der Apgar-Werte der Kinder mit VSD mit dem Rest der kardialen Fehlbildungen sowie dem Normalkollektiv

Hier sollen der Mittelwert, Median und die Standardabweichung dienlich sein.
So erkennt man bei den Kindern mit VSD in allen Apgar-Werten (1min bis 10min) nahezu identische Ergebnisse im Vergleich zum GK, im Gegensatz dazu sind die Mittelwerte beim Rest der kardialen Fehlbildungen immer um ca. eine Einheit niedriger (M=8,0 vs. je 9,0 bei 1'). Gleiches gilt auch für den 5- und 10minütigen Wert, einzig und allein die Streuung ist jeweils größer, als bei den Vergleichskollektiven (Tab.6).

Tab.6 Apgar-Daten des Fehlbildungskollektivs im Vergleich mit dem Rostocker Geburtenkollektiv, VSD und übrigen Herzfehlern

			Fehlbildungs-kollektiv	Geburten-kollektiv	VSD	Rest
Apgar 1 min	n=	Gültig	138	6.861	73	65
	n=	Fehlend	0	80	0	0
	Mittelwert		7,8	8,5	8,4	7,1
	Median		9,0	9,0	9,0	8,0
	Standardabweichung		1,9	1,1	1,2	2,3
Apgar 5 min	n=	Gültig	138	6.862	73	65
	n=	Fehlend	0	79	0	0
	Mittelwert		8,8	9,3	9,2	8,3
	Median		9,0	9,0	9,0	9,0
	Standardabweichung		1,5	0,9	1,2	1,6
Apgar 10 min	n=	Gültig	138	6.861	73	65
	n=	Fehlend	0	80	0	0
	Mittelwert		9,2	9,6	9,6	8,8
	Median		10,0	10,0	10,0	9,0
	Standardabweichung		1,0	0,7	0,7	1,2

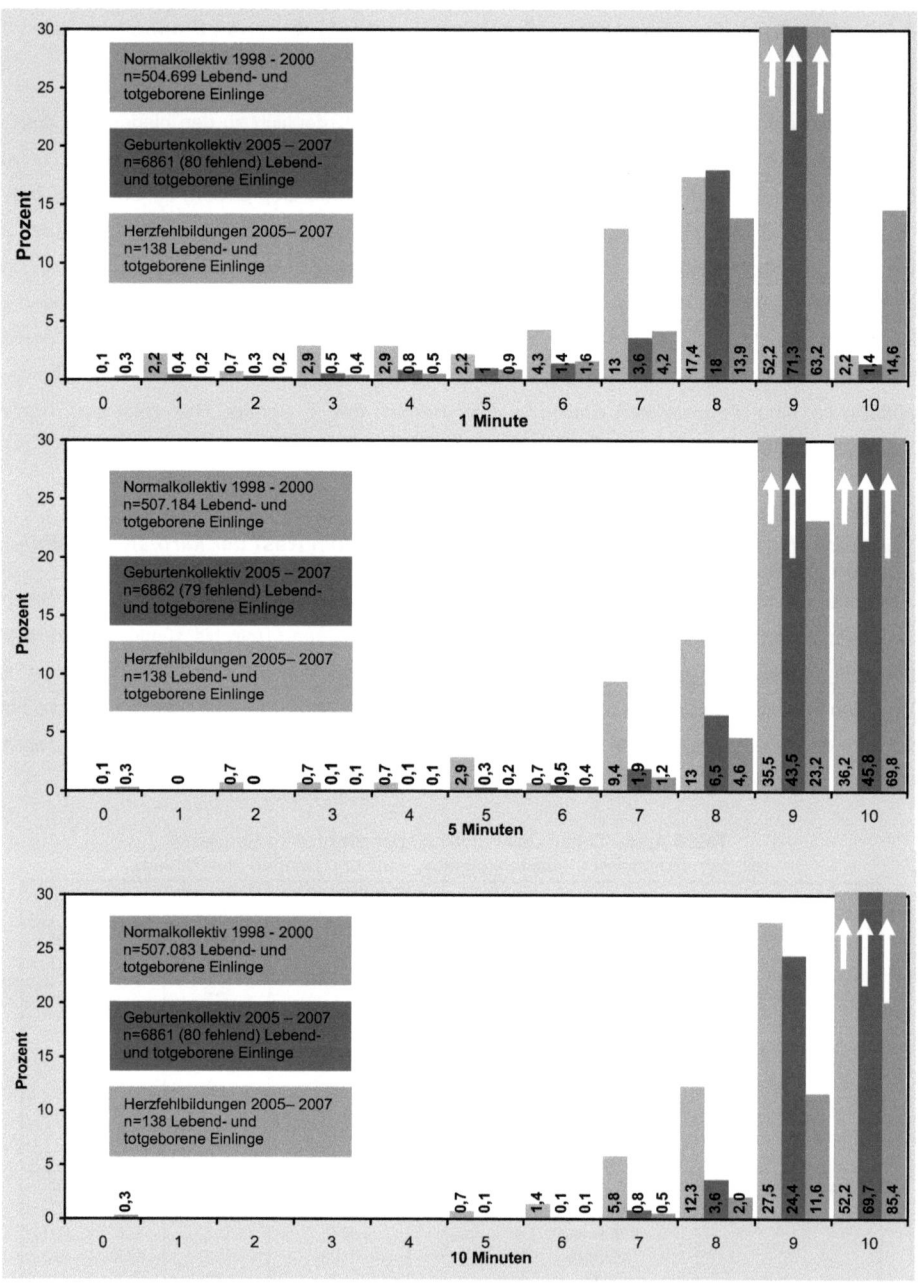

Abb.16 Apgar- Verteilung für 1', 5' und 10' des Fehlbildungskollektivs, Geburtenkollektivs und Normalkollektiv

3.5.6 Verteilung der Nabelschnurarterien-pH-Werte der lebend- und totgeborenen Einlinge im Vergleich zum Geburten- und Normalkollektiv

Für die Zustandsbeurteilung des Neugeborenen sind die Apgar-Werte nicht alleine ausreichend, so wird zusätzlich zur Reifebeurteilung der Nabelaterien-pH-Wert genutzt.
Zieht man hier Mittelwert, Median und Standardabweichung in Betracht, so wird festgestellt, dass diese Werte in den einzelnen Kollektiven nahezu identisch sind (Tab.7). Dementsprechend erfolgte eine Unterteilung in kleinere Kategorien. Von besonderem Interesse ist hierbei der Bereich pH [>7,1 ≤7,2] (Azidose), nochmals pH≤7,1 (schwere Azidose) und pH>7,44 (Alkalose) (Tab.8). Vergleicht man nun die Häufigkeiten in den einzelnen Kollektiven, ist erkennbar, dass im Bereich pH≤7,1 der geringste Anteil im GK und bei den VSD´s zu finden ist (0,9 und 1,4%), gefolgt vom NK und FK (2,0 und 2,9%). Die höchste Häufigkeit weisen die restlichen kardialen Fehlbildungen mit 4,7% auf. Im azidotischen Bereich sind auch am wenigsten Kinder vom VSD und FK. Das FK (4,4%) liegt logischerweise zwischen dem VSD (2,8%) und Rest (6,3%). Auffällig ist insgesamt gesehen, dass die GK und NK mit einem Anteil von 7,3% bzw. 12,1% noch vor allen anderen Kollektiven bezüglich der Häufigkeit liegen. Im alkalischen Bereich ist der geringste Anteil im GK (1,0%) zu finden, gefolgt vom VSD (1,4%), dem, NK (2,1%), dem FK (2,2%) und das Schlusslicht bilden die restlichen kardialen Fehlbildungen mit 3,1%. Insgesamt gesehen ist zu verzeichnen, dass nur 5,6% der Kinder mit VSD nicht im Normbereich des Nabelschnurarterien-pH-Wertes liegen, demgegenüber liegen mit 9,2% GK, 9,5% FK, 14,1% restliche kardiale Fehlbildungen und 16,1% NK deutlich mehr Kinder im ungünstigen Bereich.
Die Kurvenverläufe von VSD, Rest, FK und GK sind sehr ähnlich (Abb.17).

Tab.7 Nabelschnurarterien-pH des Fehlbildungskollektivs im Vergleich mit dem Rostocker Geburtenkollektiv, VSD und übrigen Herzfehlern

Nabelschnur pH			Fehlbildungs-kollektiv	Geburten-kollektiv	VSD	Rest
	n=	Gültig	136	6.851	72	64
	n=	Fehlend	2	90	1	1
	Mittelwert		7,30	7,29	7,30	7,29
	Median		7,31	7,29	7,31	7,30
	Standardabweichung		0,09	0,07	0,09	0,09

Tab.8 Nabelschnurarterien-pH-Klassifikation des Fehlbildungskollektivs im Vergleich mit dem Rostocker Geburtenkollektiv, VSD, übrigen Herzfehlern und Normalkollektiv

pH-Wert	Fehlbildungs-kollektiv	Geburten-kollektiv	VSD	Rest	Normal-kollektiv
(≤ 7,00)	2,1%	0,3%	1,4%	3,0%	0,2%
≤ 7,10	2,9%	0,9%	1,4%	4,7%	2,0%
>7,10 ≤ 7,20	4,4%	7,3%	2,8%	6,3%	12,1%
>7,44	2,2%	1,0%	1,4%	3,1%	2,1%

Das FK weist ein Spektrum von pH=6,75 (n=1) bis 7,49 (n=1) auf. So ist der Kurvenverlauf des FK gegenüber den Vergleichskollektiven oberhalb bei pH≤7,05 bis 7,26 unterhalb, dann mit einigen

Spitzenwerten oberhalb der Vergleichskurven bis pH=7,40 dann jedoch annähernd gleich im Kurvenverlauf mit nur leicht höheren Werten.

Vergleicht man abschließend das GK mit dem NK, so sieht man, dass das NK bis pH=7,2 führend vor dem GK ist, dann jedoch ist der Kurvenverlauf des GK´s höher. Ab einem pH-Wert von 7,35 übernimmt das NK wieder die Führung und beide Kurven fallen nahezu parallel ab (Abb.18).

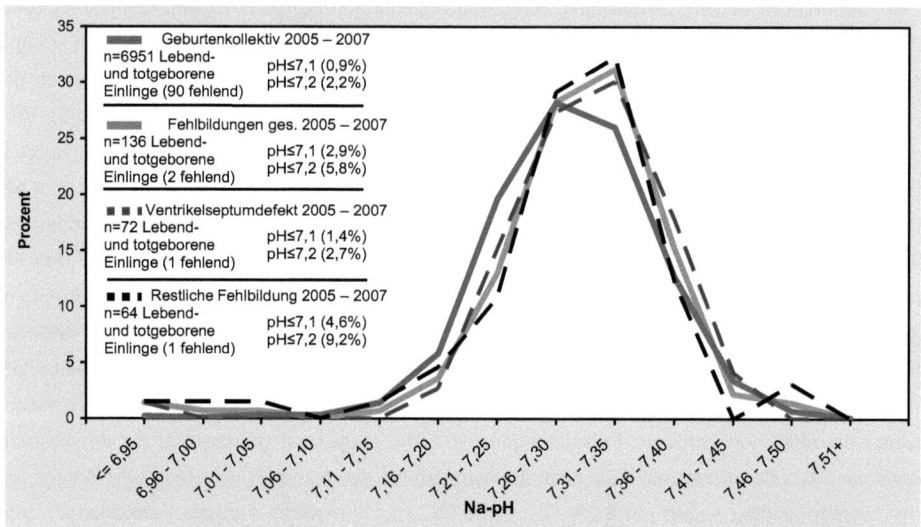

Abb.17 Nabelschnurklassifikation, Häufigkeitsverteilung von FK, GK, VSD und Rest

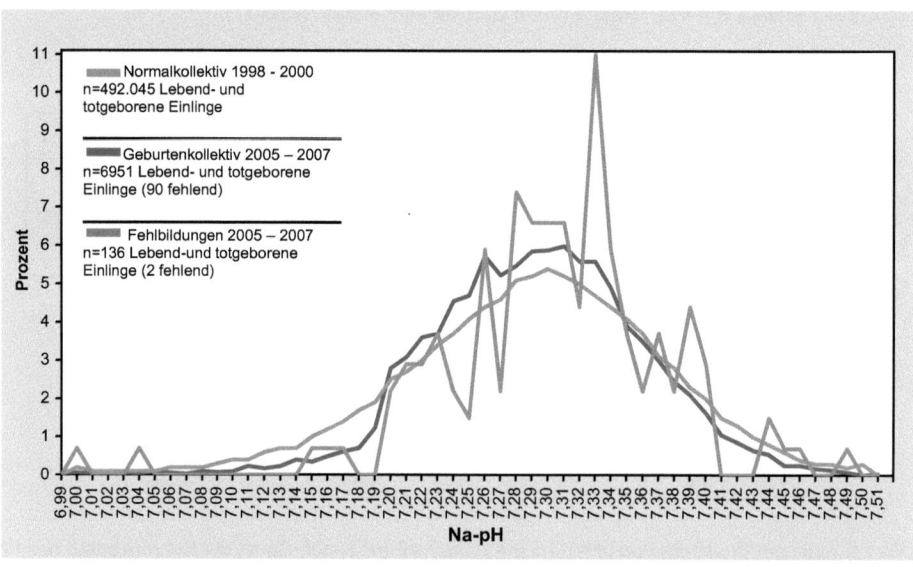

Abb.18 Nabelschnurarterien-pH– Verteilung des FK im Vergleich zum GK und NK

3.6 Einfluss mütterlicher und väterlicher Merkmale

3.6.1 Verteilung des Alters der Eltern im Fehlbildungskollektiv

Für die Ermittlung des Alters der Eltern wurden 149 Einlingsgeburten unabhängig vom Schwangerschaftsausgang herangezogen. Der Mittelwert beträgt bei den Müttern 28,1, der Median 27,0 und die Standardabweichung 6,1. Das Spektrum der Mütter reicht dabei von 14 (1 Fall) bis 43 Jahre (1 Fall). Bei den Vätern konnte fünfzehnmal keine Aussage bezüglich des Alters getroffen werden. Hier liegt der Mittelwert bei 32,0, der Median bei 31,0 und die Standardabweichung bei 7,7 Jahren. Es wurden dabei Altersklassen zwischen 18 (2 Fälle) und 62 Jahren (1 Fall) registriert. Beim Rostocker Geburtenkollektiv reicht das Spektrum der Mütter von 14 (4 Fälle) bis 46 Jahre (1 Fall), der Mittelwert beträgt 28,2, der Median 28,0 und es gab eine Standardabweichung von 5,6. Demgegenüber steht das NK mit einem Altersspektrum der Mütter zwischen 12 und 52 Jahren. Der Mittelwert liegt bei 28,9, der Median bei 29,0 und die Standardabweichung beträgt 5,2 (Tab.9). Der Häufigkeitsgipfel liegt bei den Müttern mit 8,1% (n=12) bei 33 Jahren, gefolgt vom 22. und 27.LJ mit 7,4% und auch noch bei dem 26. und 28. LJ mit 6,7%. So sind 37,6% aller Mütter 30 Jahre oder älter und 16,7% sind 35 oder älter (GK 14,7%, NK 13,8%).
Bei den Vätern liegt das 34., 27. und 26.LJ mit 6,7% an erster Stelle, gefolgt vom 30. und 25. LJ mit 6,0%. Je 5,2% der Väter sind immerhin noch 28 und 29 Jahre alt. 57,5% der Väter sind damit 30 Jahre oder älter. (Abb.19)
Vergleicht man die Kurvenverläufe ist eine Linksverschiebung sowohl vom FK als auch vom GK zu erkennen. Gesamt gesehen sind die Mütter bis zum 35. LJ in Rostock etwas jünger, dafür mit einer geringeren Häufigkeit. Außerdem ist ein Verlauf beider Kurven oberhalb der des NK ab dem 35. LJ zu verzeichnen, was mit einem höheren Alter der Mütter einhergeht. (Abb.20)

Tab.9 Altersverteilung der Mütter und Väter des Fehlbildungskollektivs im Vergleich mit dem Rostocker Geburtenkollektiv und einem Normalkollektiv

Alter		Alter der Mutter	Alter des Vaters	Alter der Mutter Geburtenkollektiv	Alter der Mutter Normalkollektiv
n=	Gültig	149	134	7318	492.576
n=	Fehlend	0	15	6	0
Mittelwert		28,1	32,0	28,2	28,9
Median		27,0	31,0	28,0	29,0
Standardabweichung		6,1	7,7	5,6	5,2

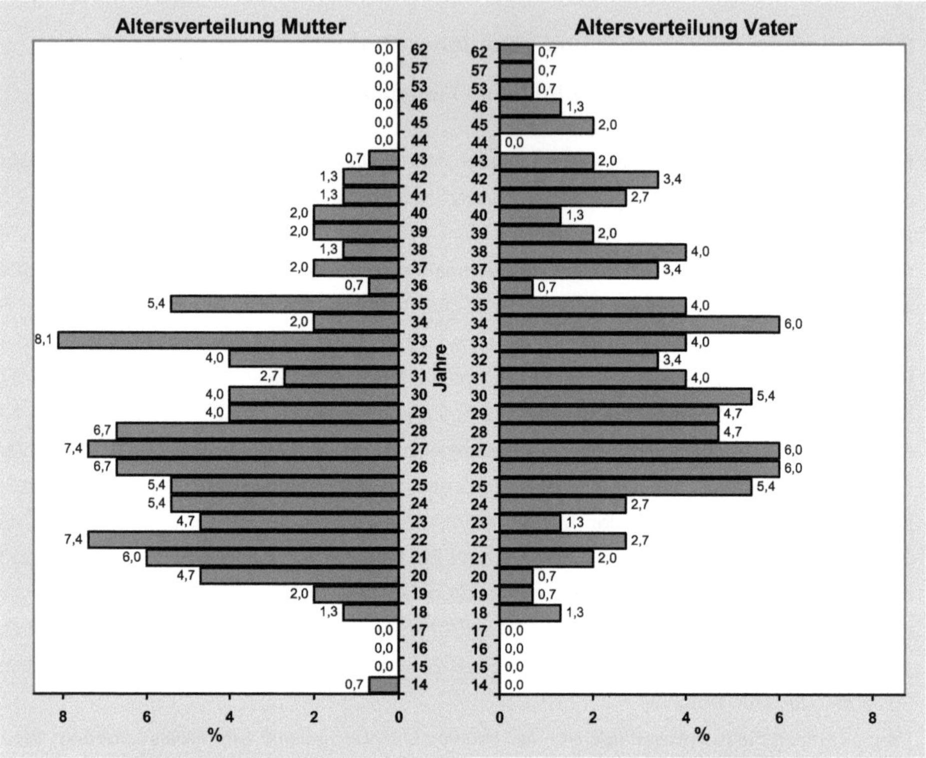

Abb.19 Altersverteilung von Mutter und Vater im Fehlbildungskollektiv

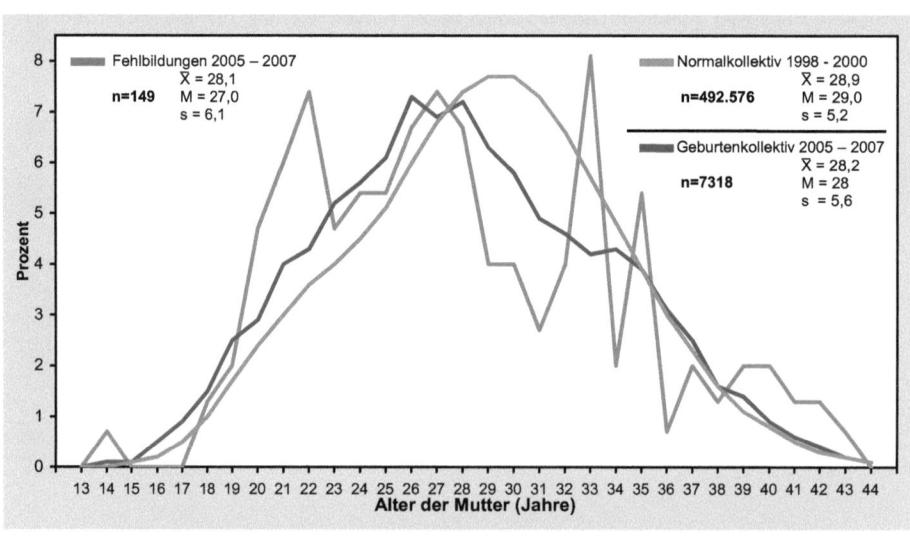

Abb.20 Verteilung des Alters der Mütter im Fehlbildungskollektiv im Vergleich mit dem Geburten- und Normalkollektiv

3.6.2 Verteilung der Körperhöhe der Mütter

Die mütterlichen Körperhöhen zeigen im Vergleich nahezu identische Ergebnisse. So tritt in allen 3 Kollektiven eine vier- Gipfligkeit (160, 165, 168 und 170cm) auf. Auch die Mittelwerte, Mediane und Standardabweichungen lassen nur geringfügige Unterschiede erkennen. Die Kurve des FK liegt ab 173cm gegenüber den Kurven vom GK und NK geringfügig oberhalb (Tab.10 und Abb.21).

Tab.10 Verteilung der Körperhöhe der Mütter des Fehlbildungskollektivs im Vergleich mit dem Rostocker Geburtenkollektiv und einem Normalkollektiv

Körperhöhe		Fehlbildungs-kollektiv	Geburten-kollektiv	Normal-kollektiv
n=	Gültig	140	6.894	502.562
n=	Fehlend	9	67	0
Mittelwert		168,2	167,6	166,7
Median		168,0	168,0	167,0
Standardabweichung		6,6	6,6	6,3

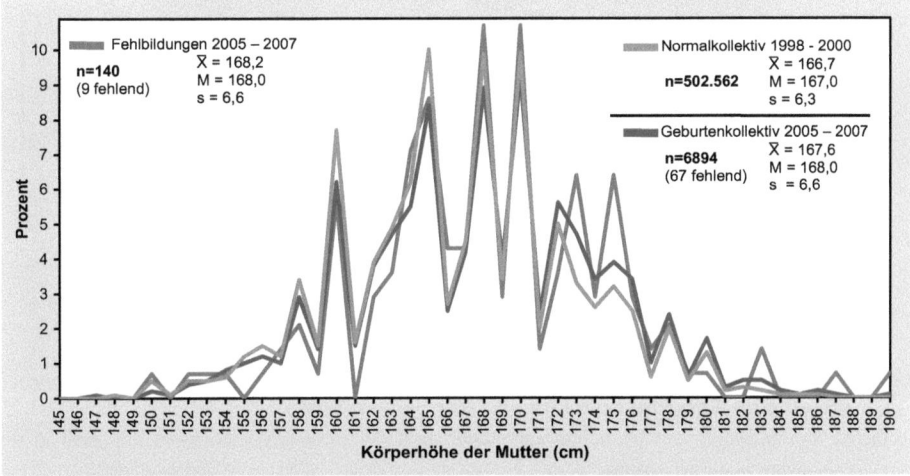

Abb.21 Verteilung der Körperhöhe der Mütter im Fehlbildungskollektiv im Vergleich mit dem Geburten- und Normalkollektiv

3.6.3 Verteilung des Körpergewichts der Mütter zu Beginn der Schwangerschaft im Vergleich zum Geburtenkollektiv und Normalkollektiv

Auch hier ergibt sich für das FK und GK einen ähnlich abwechslungsreichen Kurvenverlauf. Allen ist jedoch gemein, dass die größte Anzahl der Mütter bei 60kg liegen. Im FK sind noch 5 weitere Spitzen (bei 50, 57, 68, 72 und 74kg) der Kurven zu erkennen. Die Kurve des FK liegt bei <50kg oberhalb der Vergleichskurven und auch der Mittelwert von 65,6kg und der Median mit 63,0kg lassen eine Verschiebung in Richtung geringeren Gewichts der Mütter aus dem FK erkennen (Tab.11 und Abb.22).

Tab.11 Muttergewichtsverteilung bei Erstuntersuchung des Fehlbildungskollektivs im Vergleich mit dem Rostocker Geburtenkollektiv und einem Normalkollektiv

Gewicht bei Erstuntersuchung		Fehlbildungskollektiv	Geburtenkollektiv	Normalkollektiv
n=	Gültig	140	6.901	503.468
n=	Fehlend	9	60	0
Mittelwert		65,6	66,8	66,9
Median		63,0	64,0	64,0
Standardabweichung		12,8	14,3	13,4

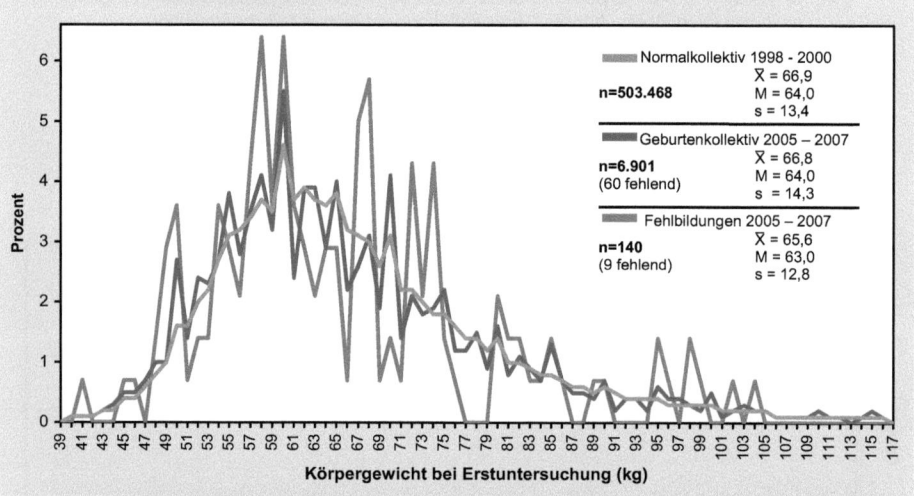

Abb.22 Verteilung des Körpergewichts der Mütter im Fehlbildungskollektiv im Vergleich mit dem Geburten- und Normalkollektiv (zum Beginn der Schwangerschaft)

3.6.4 Body-Mass-Index (BMI) der Mütter zu Beginn der Schwangerschaft im Vergleich zum Geburtenkollektiv und Normalkollektiv

Zunächst einmal sollen die Berechnungskriterien und die Einteilungsrichtlinien des BMI in der Schwangerschaft genannt werden.

So sind Mütter mit einem BMI ≤18,5 untergewichtig, der Normalbereich liegt bei 18,5 bis 25, ab 26 bis 29 spricht man von Übergewicht, ab Werte ≥30 sind Frauen adipös. Da es sich bei den kardialen Fehlbildungen lediglich um 140 Fälle (9 fehlend) handelt wird auf die Angabe von Kommastellen zur detaillierten Einteilung in die BMI-Klassifikation verzichtet.

7,1% der Mütter des FK sind untergewichtig, 70,0% normalgewichtig, 12,9% sind übergewichtig und 10,0% haben eine Adipositas. Damit haben insgesamt gesehen 30,0% also 42 Mütter keine optimalen Ausgangsgewichte. Im Vergleich dazu ergeben sich im normalgewichtigen Bereich des GK (67,2%) und NK (64,1%) niedrigere, im übergewichtigen und adipösen Bereich leicht erhöhte Werte (Tab.12).

Tab.12 BMI-Klassifikation bei Erstuntersuchung des Fehlbildungskollektivs im Vergleich mit dem Rostocker Geburtenkollektiv und einem Normalkollektiv

BMI bei Erstuntersuchung	Fehlbildungskollektiv	%	Geburtenkollektiv	%	Normalkollektiv	%
≤18,5	10	7,1	435	6,0		
18,5 - 25	98	70,0	4.862	67,2	320.148	64,1
26 - 29	18	12,9	1.131	15,6		
≥30	14	10,0	806	11,2	51.506	10,3
Gesamt	140	100,0	7.234	100,0		
Fehlend	9		90			
Gesamt	149		7.324		499.267	

Hinsichtlich der Mittelwerte, des Medians und der Standardabweichung im Vergleich ergeben sich nahezu identische Werte, im FK fallen sie jedoch geringer aus und sind über das GK bis hin zum NK ansteigend (Tab.13).

Tab.13 BMI der Mütter des Fehlbildungskollektivs im Vergleich mit dem Rostocker Geburtenkollektiv und einem Normalkollektiv

Body-Mass-Index bei Erstuntersuchung		Fehlbildungskollektiv	Geburtenkollektiv	Normalkollektiv
n=	Gültig	140	6.883	499.267
n=	Fehlend	9	78	0
Mittelwert		23,2	23,7	24,1
Median		22,0	23,0	23,1
Standardabweichung		4,1	4,7	4,5

Ein Vergleich des BMI der Mütter des FK mit dem GK sowie NK zeigt, dass bei allen Kurven der Gipfel bei einem BMI von 21 liegt, im FK fällt er jedoch deutlich höher aufgrund der niedrigen Fallzahl aus. Ansonsten ist der Kurvenverlauf des FK im niedrigen BMI-Bereich oberhalb der Vergleichskollektive. GK und NK zeigen einen nahezu identischen Verlauf an. (Abb.23)

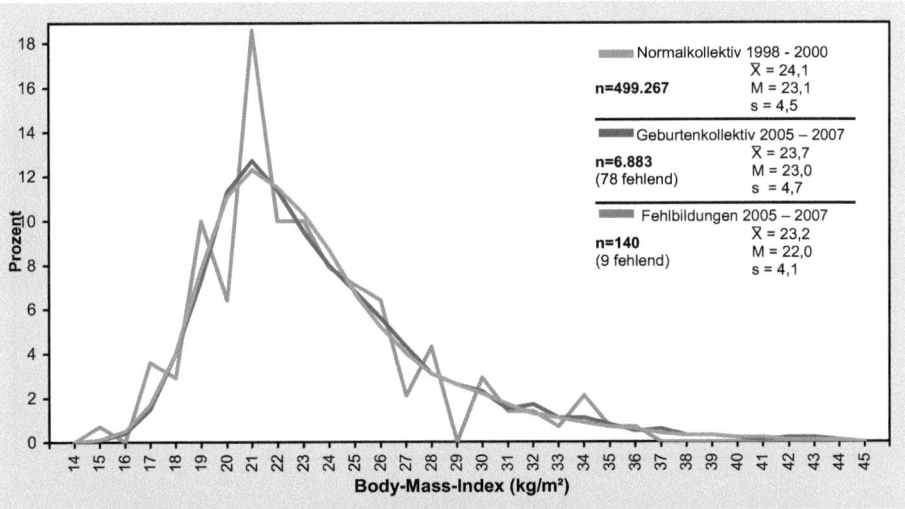

Abb.23 Verteilung des BMI der Mütter im Fehlbildungskollektiv im Vergleich mit dem Geburten- und Normalkollektiv (zum Beginn der Schwangerschaft)

3.6.5 Gewichtszunahme der Mütter im Verlauf der Schwangerschaft im Vergleich zum Geburtenkollektiv und Normalkollektiv

Die Durchschnittsgewichtszunahme der Mütter im FK liegt bei 13,0kg bei einer Streuung von 5,8, das NK zeigt nahezu identische Ergebnisse, nur im GK liegt der Durchschnitt mit 14,9kg Gewichtszunahme oberhalb der anderen Kollektive (Tab.14).
Im FK zeigt sich eine 5 Gipfligkeit (8, 10, 14,17 und 19kg). So verläuft die Kurve des FK bis 7kg unterhalb, dann bis 10kg oberhalb, um dann bis 16kg unterhalb und ab 17kg wieder geringfügig oberhalb der Vergleichskollektive zu verlaufen.
Laut Literatur wird je nach Ausgangsgewicht eine Gewichtszunahme von 12,5kg empfohlen. 42,1% (GK 28,5%, NK 38,8%) des FKs liegen also unterhalb dieser empfohlenen Richtgröße, 13% (GK 13,6%, NK 16,6%) genau richtig und 44,9% (GK 57,9%, NK 44,6%) oberhalb. Das Spektrum beläuft sich auf einer Gewichtsabnahme von 4kg bis zu einer Gewichtszunahme von 32kg im FK.
Vergleicht man das GK mit dem NK, so wird deutlich, dass die Gewichtszunahme gesamt gesehen in Rostock größer ist, was sich sowohl am Mittelwert als auch an den Kurvenverläufen zeigt. (Abb.24)

Tab.14 Körpergewichtszunahme des Fehlbildungskollektivs im Vergleich mit dem Rostocker Geburtenkollektiv und einem Normalkollektiv

Körpergewichtszunahme		Fehlbildungs-kollektiv	Geburten-kollektiv	Normal-kollektiv
n=	Gültig	138	6.741	499.997
n=	Fehlend	11	220	0
Mittelwert		13,0	14,9	13,0
Median		13,0	15,0	13,0
Standardabweichung		5,8	6,0	5,3

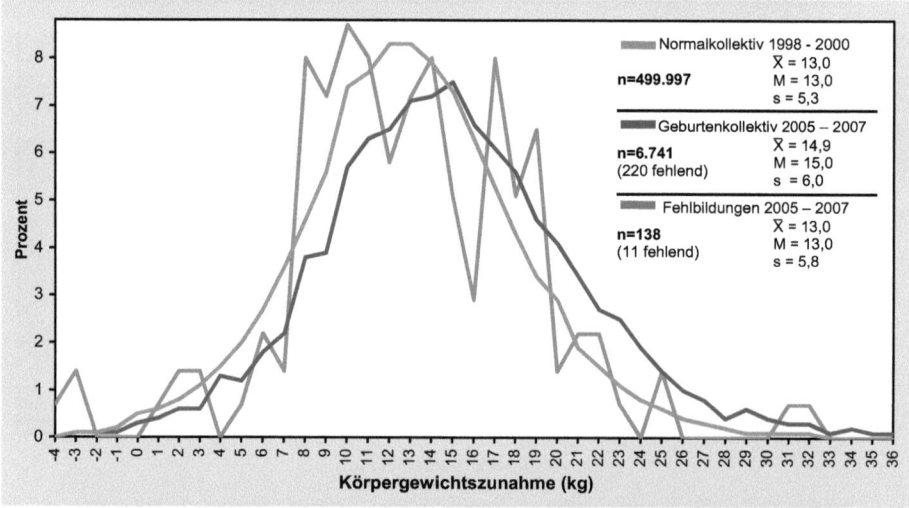

Abb.24 Verteilung der Körpergewichtszunahme der Mütter im Fehlbildungskollektiv im Vergleich mit dem Geburten- und Normalkollektiv

3.6.6 Herkunftsland der Eltern

79,9% der Mütter gaben als Herkunftsland Deutschland an, bei 12,8% (n=19) konnten keine Angaben bezüglich der Herkunft getroffen werden und lediglich 11 Mütter stammen aus einem anderen Land.
Bei den Vätern verhält es sich ähnlich, so sind 67,8% aus Deutschland, 36 Fälle (24,2%) gaben keinen Hinweis auf die Herkunft und in 8,1% der Fälle kamen die Väter aus einem anderen Land (Tab.15).

Tab.15 Herkunftsland Mutter und Vater

Herkunftsland	Mutter n=	Prozent	Vater n=	Prozent
Deutschland	119	79,9	101	67,8
keine Angaben	19	12,8	36	24,2
anderes Land	11	7,4	12	8,1
Gesamt	149	100,0	149	100,0

3.7 Risikoverhalten und Risikofaktoren der Mütter in der Schwangerschaft

3.7. Alkoholgenuss in der Schwangerschaft

Bezüglich des Alkoholgenusses in der Schwangerschaft konnte zu allen 149 Fällen eine Aussage getroffen werden. So verneinten 136 (91,3%) Mütter die Frage nach dem Alkoholkonsum und 16 (8,7%) gaben die Einnahme von Alkohol während der Schwangerschaft an (Tab.16).

Tab.16 Alkoholkonsum in der Schwangerschaft

Alkoholkonsum	Häufigkeit	Prozent
nein	136	91,3
ja	13	8,7
Gesamt	149	100,0

3.7.2 Verteilung der Raucherinnen insgesamt und nach dem täglichen Zigarettenkonsum sowie die Einnahme von Drogen

Die Frage bezüglich des Rauchverhaltens und dem Drogenkonsum ließ sich nicht so einfach differenzieren, denn auf dem Fehlbildungsbogen wird lediglich allgemein nach einem Drogenabusus gefragt mit der zusätzlichen Frage: „Welcher?" 105 (70,5%) der Mütter verneinten diese Frage, 10 (6,7%) antworteten mit ja und bei 34 (22,8%) wurde ergänzend Nikotin angefügt (Tab.17). Untersucht man nun lediglich die Fälle mit einem nachgewiesenen Nikotinabusus, so hat man bei 139 Fällen einen Raucheranteil von 24,5%. Zu diesen 34 Fällen mit Nikotinabusus konnten 21 (13 fehlend) Angaben bezüglich des täglichen Zigarettenkonsums gemacht werden. 1 bis 5 Zigaretten rauchten demnach 38,1% (bzw. 23,5%, wenn man alle Nikotinfälle untersucht), 28,6% (17,7%) 6 bis 10 Zigaretten, 11 bis 15 Zigaretten immerhin noch 14,3% (8,8%) und 16 bis 20 Zigaretten täglich 19% (11,8%) aller rauchenden Mütter (Tab.18). Mehr als 21 Zigaretten rauchte niemand. In Abb.25 ist auch nur das Raucherkollektiv erfasst. Im Vergleich ist zu erkennen, dass etwas mehr Mütter aus dem Fehlbildungskollektiv 24,5% zu 16,1% des Normalkollektives rauchen. Die Anzahl der gerauchten Zigaretten betreffend sind die Häufigkeitsverteilungen ziemlich ähnlich.

Tab.17 Drogenabusus in der Schwangerschaft

Drogenabusus	Häufigkeit	Prozent
nein	105	70,5
ja	10	6,7
Nikotin	34	22,8
Gesamt	149	100,0

Tab.18 Nikotinabusus

Nikotinabusus	Häufigkeit	Prozent	Anzahl täglich	n=	Angaben %	alle (n=34) %
nein	105	75,5	1 bis 5	8	38,1	23,5
Nikotin	34	24,5	6 bis 10	6	28,6	17,7
Gesamt	139	100	11 bis 15	3	14,3	8,8
			16 bis 20	4	19	11,8
			fehlend	13		38,2
			Gesamt	34	100	100

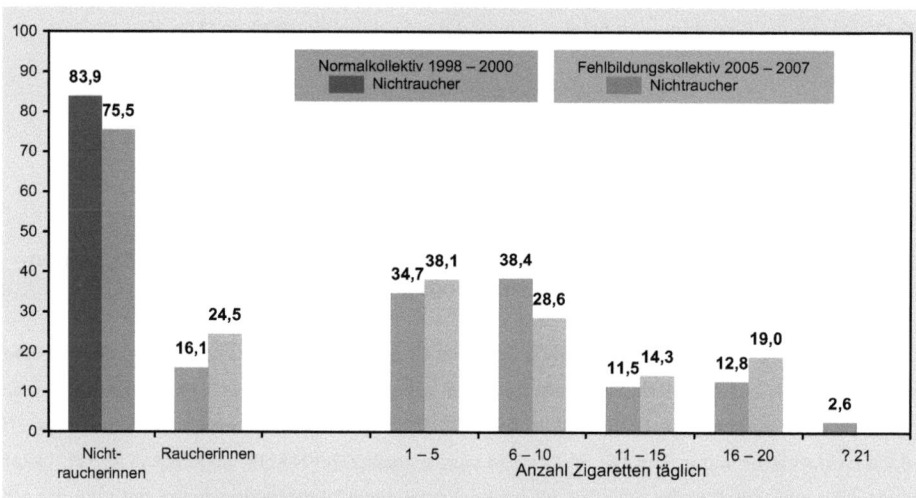

Abb.25 Verteilung der Raucherinnen insgesamt und nach dem täglichen Zigarettenkonsum im Fehlbildungs- und Normalkollektiv

3.7.3 Medikation in der Schwangerschaft

Dauermedikation

84,4% der Mütter hatten keine Dauermedikation. In 3,3% der Fälle konnten keine Angaben gefunden werden. Die häufigsten Dauermedikamente sind gegen die Erkrankung der Schilddrüse 4,7%, den Diabetes mit 3,5% und das Herz- Kreislaufsystem mit 2,7% (Tab.19) eingenommen worden.

Tab.19 Dauermedikation

Dauermedikation	Häufigkeit	in %
Schilddrüsenmedikamente	7	4,7
Diabetesmedikamente	5	3,5
Herz-Kreislaufmedikamente	4	2,7
Lungenmedikamente	1	0,7
andere Medikamente	1	0,7
keine Medikamente	126	84,4
keine Angaben	5	3,3
Gesamt	149	100

Zusatzpräparate

Insgesamt konnten in 119 Fällen (79,9%) Angaben bezüglich der Einnahme von Zusatzpräparaten ermittelt werden. 14,8% (n=22) der Mütter verneinten die Frage nach zusätzlichen Präparaten während der Schwangerschaft und in 30 Fällen gab es keine Angaben. So nahmen dennoch mindestens 97 Frauen (65,1%) ein Präparat in der Schwangerschaft. Allen voran von 24,2% der Betroffenen wurde Magnesium eingenommen, 22,1% nahmen Kombipräparate aus Eisen mit Magnesium ein. 6% und 2% der Mütter nahmen nur Eisen bzw. Jod zu sich. Interessanterweise hatten 84 der 149 Mütter Magnesium als Nahrungsergänzungsmittel allein oder mit anderen Vitaminen/Spurenelementen auf ihrer Ernährungsliste aufgeführt (Tab.20 und Abb.26).

Tab.20 Präparateinnahme in der Schwangerschaft

Präparate	Häufigkeit	Prozent
Gesamt	149	100,0
keine Angaben	30	20,
keine Einnahme	22	14,8
Magnesium	36	24,2
Magnesium und Eisen	33	22,1
Eisen	9	6,0
Magnesium, Iod, Eisen	6	4,0
Iod	3	2,0
Magnesium und Vitamine	3	2,0
Magnesium und Iod	3	2,0
Magnesium, Eisen, Calcium	2	1,3
Iod und Eisen	1	0,7
Magnesium, Eisen, Iod, Calcium	1	0,7

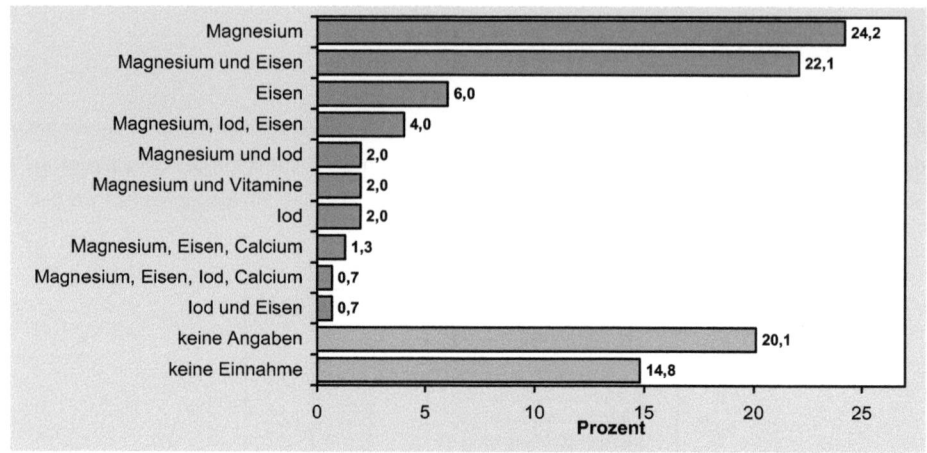

Abb.26 Aufteilung Präparateinnahme

Folsäureeinnahme

Nur 8 (5,4%) von 149 Müttern nahmen Folsäure schon vor der Schwangerschaft ein und in einem Fall (0,7%) ist eine erhöhte Dosiseinnahme dokumentiert. In 90 Fällen (60,3%) begann die Folsäureeinnahme nach dem bekannt werden der Schwangerschaft. 3,4% (n=5) verneinten die Einnahme und in 45 Fällen (30,2%) konnten keine Angaben bezüglich Folsäureeinnahme gefunden werden. So nahmen insgesamt gesehen mindestens 66,4% aller Mütter während der Schwangerschaft Folsäure zu sich (Tab.21 und Abb.27).

Tab.21 Folsäureeinnahme

Folsäure	Häufigkeit	Prozent
präkonzeptionelle Einnahme	8	5,4
erhöhte Dosiseinnahme	1	0,7
Einnahme nach bekannt werden der Schwangerschaft	90	60,3
keine Einnahme	5	3,4
keine Angaben	45	30,2
Gesamt	149	100,0

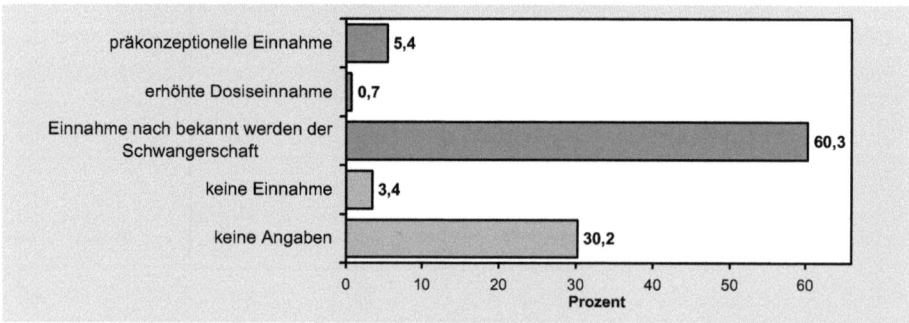

Abb.27 Folsäureeinnahme

3.7.4 Erkrankungen der Mütter

Von 149 Müttern hatten 113 (76,0%) keine Erkrankung. Von den Müttern, die jedoch erkrankt waren, gehörten Schilddrüsenerkrankungen (4,0%), Asthma bronchiale (3,4%), Diabetes mellitus Typ I/II (2,7%) und arterielle Hypertonie (2,0%) zu den häufigsten. Weitere häufige Erkrankungen waren Allergien, Hauterkrankungen, Z.n. Mamma OP´s, Gestationsdiabetes, psychische Erkrankungen und Epilepsie 1,4% (Tab.22).

Tab.22 Erkrankungen der Mutter

Erkrankung Mutter	n=	%	Erkrankung Mutter	n=	%
art.Hypertonie, Epilepsie, Adipositas	1	0,7	Z.n. Mamma OP	2	1,3
art.Hypertonie, Gestationsdiabetes	1	0,7	Neurodermitis	2	1,3
AT-III-Mangel u. Z.n. Lungenembolie	1	0,7	Allergie	3	2,0
Epilepsie	1	0,7	arterielle Hypertonie	3	2,0
Lupus erythematodes	1	0,7	Diabtes mellitus Typ I/II	4	2,7
nephrot. Syndrom, IgA-Nephropathie in Grav.	1	0,7	Asthma brochiale	5	3,4
Pulmonalklappeinsuffizienz I°	1	0,7	Schilddrüsenerkrankung	6	4,0
psychische Erkrankungen	2	1,3	keine	113	76,0
Gestations Diabetes	2	1,3	Gesamt	149	100,0

3.7.5 Vorausgegangene Schwangerschaften im Vergleich mit dem NK

Lebendgeburten

Bei der Anzahl vorausgegangener Lebendgeburten zeigt sich eine große Ähnlichkeit in der Häufigkeitsverteilung. Keine vorherigen Lebendgeburten hatten 48,3% (FK) zu 48,8% (NK) und ein Kind hatten 33,6% (FK) zu 34,1% (NK). Bei 2 Kindern 9,4% zu 11,5% ist der Unterschied nicht allzu groß. 7,4% der Mütter im FK haben schon zuvor 3 Kinder gehabt, nur 3,4% des NK. 4 und mehr Kinder hatten dann nur noch 1,3% zu 2,2%. (Abb.28)

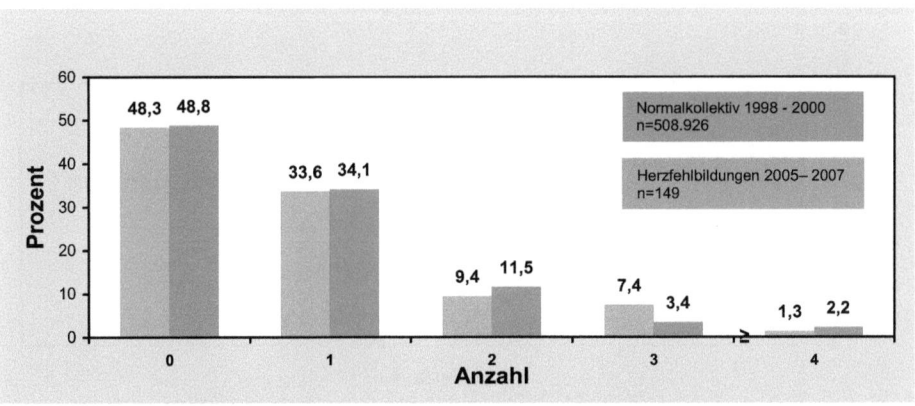

Abb.28 Anzahl an vorausgegangenen Lebendgeburten

Totgeburten und andere Schwangerschaften

Die Verhältnisse der Totgeburten sowie anderer Schwangerschaften weisen ein ähnliches Bild auf. Bei den vorherigen Totgeburten liegen identische Daten 99,3% keine zu 0,7% eine oder mehr Totgeburten vor. Im FK gaben 3,4% aller Mütter an, schon mal zuvor 1 oder mehrere andere Schwangerschaften gehabt zu haben, im NK lediglich 1,2%. (Abb.29)

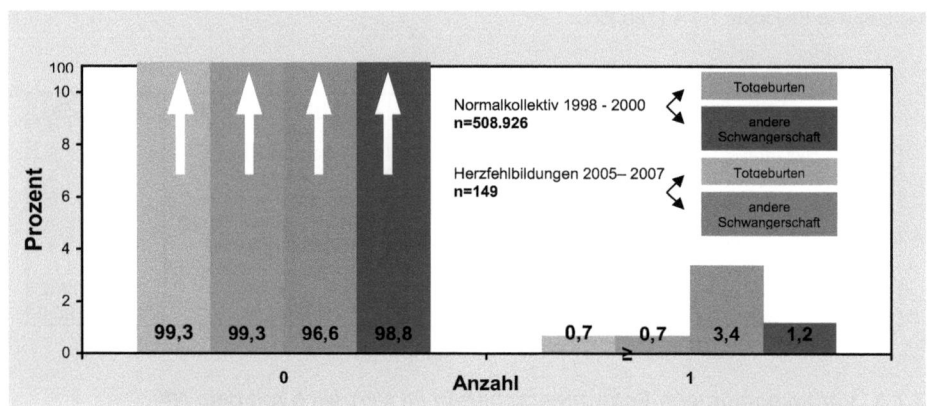

Abb.29 Anzahl vorausgegangener Totgeburten sowie andere Schwangerschaften

Vorausgegangene Abbrüche

Insgesamt gesehen liegt das FK bezüglich vorausgegangener Abbrüche etwas höher als das NK. So hatten 87,2% (FK) zu 91,2% (NK) zuvor noch keine Abbrüche. 10,1% der Mütter des FK (nur 7,3% NK) hatten zuvor schon einmal einen Abbruch und 2,0% (FK) zu 1,2% 2 Abbrüche. 3 oder mehr Abbrüche wurden von 0,7% der Mütter gegenüber 0,3% NK angegeben. (Abb.30)

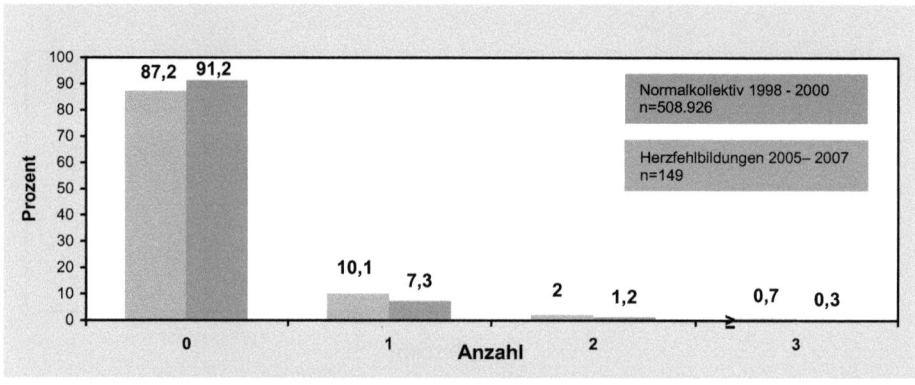

Abb.30 Anzahl vorausgegangener Abbrüche

Vorausgegangene Spontane und induzierte Aborte zusammen

Eine Differenzierung bezüglich spontaner und induzierter Aborte erfolgte nicht. Somit verneinten 81,2% der Mütter des FK die Frage nach vorherigen Aborten, 83,6% waren es im NK. 14,8% zu 13,0% gaben einen Abort an und 3,4% zu 2,6% (NK) 2 Aborte. 3 oder mehr Aborte sind bezüglich der Häufigkeit (0,7% zu 0,8%) nahezu identisch. (Abb.31)

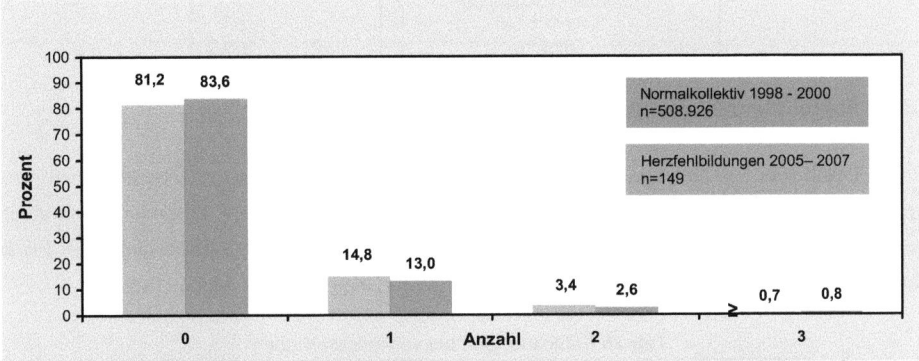

Abb.31 Anzahl vorausgegangener spontanen und induzierten Aborten

3.8 Fehlbildungen in der Familie

3.8.1 Fehlbildungen der Mütter

134 der 149 Mütter hatten keine eigenen Fehlbildungen. Zu 11 Müttern konnten keine Angaben bezüglich Fehlbildungen gefunden werden. 2 Mütter hatten ein Vitium cordis und je eine Mutter eine Lippen-Kiefer-Gaumenspalte bzw. eine angeborene Beinverkürzung (Tab.23).

Tab.23 Fehlbildungen der Mütter

Fehlbildungsangaben Mütter	Häufigkeit	*Prozent*
keine Fehlbildung	134	*89,9*
keine Angaben	11	*7,4*
Beinverkürzung	1	*0,7*
kongenitale Lippenspalte	1	*0,7*
Vitium codis	2	*1,3*
Gesamt	149	*100,0*

3.8.2 Fehlbildungen der Väter

Insgesamt zeichnet sich bei den Vätern ein ähnliches Bild wie bei den Müttern ab. 84 Väter hatten keine Fehlbildung, 58 machten keine Angaben, einer hat eine angeborene Trichterbrust, je 2 Väter haben Nierenfehlbildungen bzw. einen Katarrakt kongenitale und insgesamt 2 (1,3%) Väter haben eine kardiale Fehlbildung mit einem Ventrikelseptumdefekt bzw. mit einer Aortenisthmusstenose mit erfolgter Operation (Tab.24).

Tab.24 Fehlbildungen der Väter

Fehlbildungsangaben Väter	Häufigkeit	Prozent
keine Fehlbildung	84	56,4
keine Angaben	58	38,9
Aortenisthmusstenose/AI mit ROSS-OP	1	0,7
Ventrikelseptumdefekt	1	0,7
Nierenfehlbildung	2	1,3
Katarrakt kongenitale	2	1,3
Trichterbrust	1	0,7
Gesamt	149	100,0

3.8.3 Fehlbildungen der vorherigen Kinder

In 89 Fällen (bei 122 Geschwistern) gibt es keine Fehlbildungen bei zuvor Geborenen bzw. kein vorheriges Kind (n=54). Zweimalig tritt ein VSD auf und je 1mal wurden Trisomie 18 mit Vitium cordis, ein komplexes Fehlbildungssyndrom, Hypospadie und Balkenagenesie gemeldet. Insgesamt haben 3 (2,4% bei 3/122) Kinder (bzw. Geschwister) eine Herzfehlbildung (Tab.25).

Tab.25 Fehlbildungen bei vorherigen Kindern

Fehlbildungsangaben Kinder	Häufigkeit	Prozent
keine Fehlbildungsfälle in der Familie (bei insgesamt n geborenen Kindern)	89 (122)	59,7
kein Kind	54	36,2
Ventrikelseptumdefekt (bezogen auf n Kinder)	2	1,3 (1,6)
Balkenagenesie (bezogen auf n Kinder)	1	0,7 (0,8)
komplexes Fehlbildungssyndrom (bezogen auf n Kinder)	1	0,7 (0,8)
Trisomie 18 mit Vitium cordis (bezogen auf n Kinder)	1	0,7 (0,8)
Hypospadie (bezogen auf n Kinder)	1	0,7 (0,8)
Gesamt	149	100,0

3.9 Schwangerschaftsentstehung und Pränatal-Diagnostik

3.9.1 Entstehung der Schwangerschaften

Zugrunde liegen hier nun alle 163 Fehlbildungsfälle. Erwartungsgemäß mit 95,1% aller Fälle sind die Schwangerschaften spontan entstanden. Nur 4,2% aller Schwangerschaften wurden induziert. Mit je 3 Fällen (je 1,8%) liegen die ICSI und die IVF an erster Stelle. Eine (0,6%) Schwangerschaft wurde durch Hormone induziert, zu einer Schwangerschaft erfolgte die Angabe bezüglich der Sterilität: „andere Form" (Tab.26).

Tab.26 Entstehung der Schwangerschaft

Sterilität	Häufigkeit	Prozent
Spontan	155	95,1
ICSI	3	1,8
IVF	3	1,8
Hormone	1	0,6
andere	1	0,6

3.9.2 Diagnostik allgemein

Bei der Allgemeindiagnostik standen folgende Methoden zur Wahl: Triple Test, PAPP-A /Beta-hCG, AFP-Bestimmung im Serum, Messung der Nackenfalte und Durchführung einer Infektionsserologie. Bei allen Methoden konnten zwischen 11% (18 Fällen) und 16,6% (27 Fällen) keine Angaben bezüglich einer Durchführung gefunden werden. So sind dennoch große Schwankungen bezüglich der Durchführung (zwischen 11,0% und 79,1%) dieser nicht invasiven Methoden zu verzeichnen gewesen.

Beim Triple-Test wurde einmalig (0,6%) die Durchführung abgelehnt, in 63,2% (103 Fälle) erfolgte keine Untersuchung, 3,1% (5 Fälle) waren pathologisch und 22,1% (n=36) zeigten Normwerte. Vergleicht man nun die pathologischen mit den insgesamt durchgeführten Triple-Tests, so sind 5 (12,2%) von 41 Fällen pathologisch.

Die geringste Durchführungsrate mit insgesamt 7,9% ist bei der PAPP-A/Beta-hCG-Bestimmung zu verzeichnen, wobei 1,2% (n=2) ein pathologisches und 6,7% (n=11) ein normales Ergebnis zeigten. So sind 15,4% der überhaupt durchgeführten Tests (n=13) pathologisch. In 129 Fällen (79,1%) erfolgte keine Durchführung.

86 mal (52,8%) wurde kein AFP im Serum bestimmt, bei 35,6% (n=58) der Fälle waren die Werte normal, ein pathologisches Ergebnis trat nicht auf.

Die Nackenfaltenuntersuchung wurde am häufigsten von allen nicht invasiven Methoden durchgeführt. 77,3% (n=126) lieferten ein normales Ergebnis, ein Fall (0,6%) war pathologisch, somit erhält man 0,8% pathologischer Ergebnisse bei insgesamt 127 durchgeführten Untersuchungen. Nur 18 mal (11,0%) wurde nicht untersucht.

Die Infektionsserologie lieferte in 3 Fällen (1,8%) ein positives und in 8 Fällen (4,9%) ein negatives Ergebnis, das entspräche 27,3% positive Ergebnisse von insgesamt 11maliger Serologiebestimmung. 125mal (76,7%) wurde keine Serologie abgenommen (Abb.32).

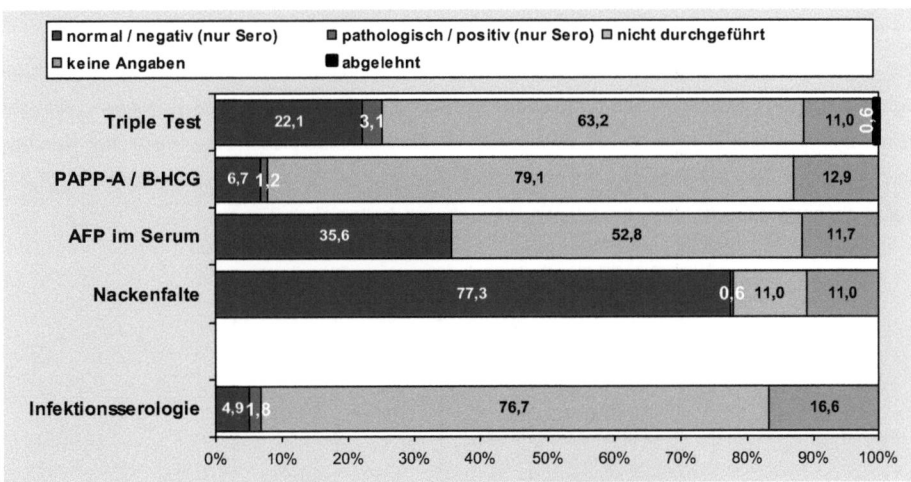

Abb.32 Durchgeführte Allgemeindiagnostik

3.9.3 Diagnostik invasiv

Die Rubrik der invasiven Diagnostik ist in Chorionbiopsie, Amniozentese und Nabelschnurpunktion aufgeteilt. Am Ende der Untersuchungen konnte ein Ergebnis festgehalten werden, zusätzlich konnte noch die vollendete Schwangerschaftswoche angegeben werden, in welcher diese Untersuchung erfolgte.

In 11,7% (n=19) der Fälle lagen keine Angaben bezüglich einer durchgeführten Chorionbiopsie vor. In den restlichen 144 Fällen (88,3%) erfolgte keine Biopsie.

Die AC wurde 62 mal (38,0%) durchgeführt, einmalig (0,6%) wurde sie auch abgelehnt. In 85 Fällen (52,1%) wurde die AC nicht durchgeführt und in 9,2% der Fälle konnten keine Angaben verifiziert werden.

Bei der Nabelschnurpunktion kam es in 2 Fällen (1,2%) zu einem pathologischen Ergebnis.

Die verbliebenen 98,8% teilen sich in 85,9% einer nicht durchgeführten Punktion auf und in 12,9% aller Fälle, zu denen keine Angaben gemacht wurden. (Abb.33)

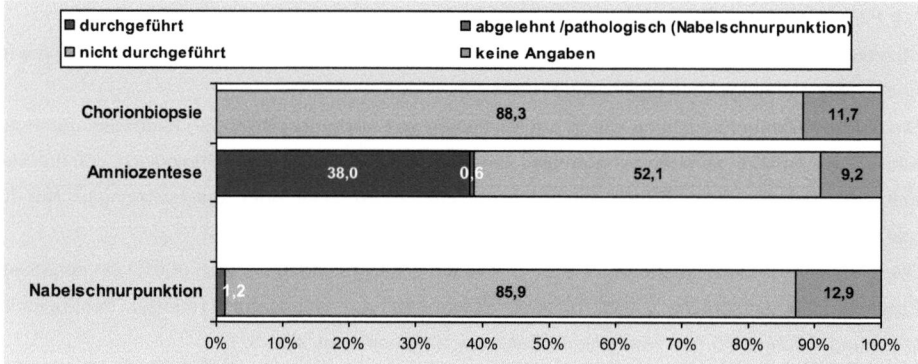

Abb.33 Durchgeführte Invasivdiagnostik

Der Ergebnisteil der invasiven Diagnostik zeigt, dass in insgesamt 59 von 62 durchgeführten Untersuchungen detaillierte Daten vorliegen. So wurde fünfmal (3,1%) eine Zwillingsschwangerschaft bestätigt und in weiteren 47 Fällen ein unauffälliger männlicher bzw. weiblicher Karyotyp nachgewiesen. Bei 7 Fällen (4,3%) wurde eine Trisomie 21 diagnostiziert und zweimal (1,2%) wurde ein anderes nicht näher spezifiziertes Ergebnis erhalten (Tab.27).

Tab.27 Ergebnisse der invasiven Diagnostik

Ergebnis	Häufigkeit	Prozent
nicht durchgeführt	76	46,6
keine Angaben	26	16,0
46xx	26	16,0
46xy	21	12,9
47xy/47xx+21	7	4,3
anderes Ergebnis	2	1,2
46xx und 46xy	5	3,1
Gesamt	163	100,0

Bei der invasiven Diagnostik sollte zusätzlich noch die vollendete Schwangerschaftswoche erfasst werden, in welcher die Diagnostik erfolgte. Diesbezüglich konnten hier nur Angaben für die Amniozentese gefunden werden. Zweiundsechzigmal wurde sie durchgeführt und aus 61 Fällen erhält man einen Mittelwert von 19,7, einen Median von 20,0 und eine Standardabweichung von 3,34. Die früheste AC fand nach 14 und die späteste nach 34 vollendeten Schwangerschaftswochen statt.

Die Verteilung zeigt 2 Häufigkeitsgipfel. So erfolgten nach 17 SSW mit 9,8% (n=16) und nach 22 SSW mit 6,7% (n=11) die meisten AC´s. Insgesamt gesehen wurden 98,8% der AC´s zwischen 16 und 25 SSW durchgeführt. 94,5% aller AC´s erfolgten im Zeitraum bis 22 SSW, 5,5% lagen darüber. (Abb.34)

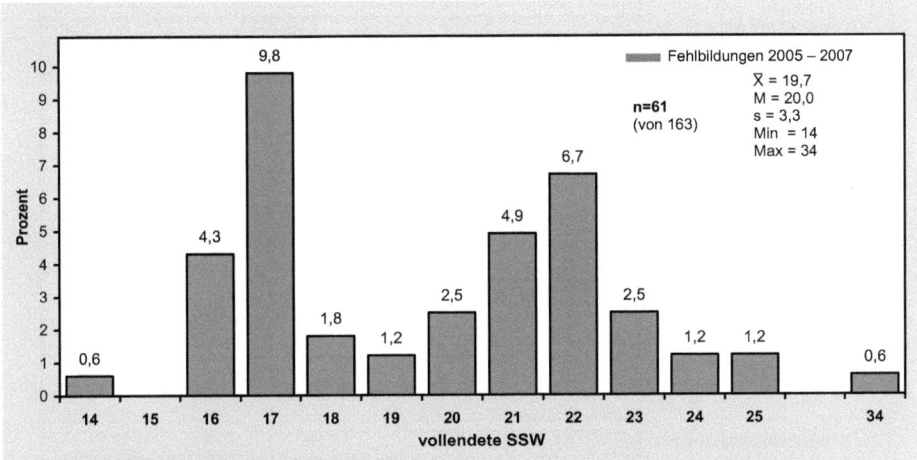

Abb.34 vollendete SSW der durchgeführten Invasivdiagnostik (Amniozentese)

3.9.4 Diagnostik Ultraschall- Befunde

Bei der Ultraschalldiagnostik wurden 21 von 163 Fällen (12,9%) mit der Diagnose PFO ausgeschlossen und in 8 von 142 Fällen (5,6%) konnten keine Angaben bezüglich einer Durchführung gemacht werden. Dreimalig (2,1% bei 3/142)) erfolgte kein US. In 40,1% (n=57 bzw. 43,5% bei 57/131 durchgeführter Untersuchungen) der Fälle erbrachte die Sonographie einen positiven Hinweis auf eine kardiale Fehlbildung. 52,1% der Untersuchungen (n=74) erbrachten einen unauffälligen Befund. Folgende Herzfehler wurden zu 100% per Ultraschall diagnostiziert: Dextrokardie (n=2), hypoplast. Linksherzsyndrom (n=1), Truncus art. Communis (n=1), Trisomie 21 (n=3), Fallotsche Tetralogie (n=3) und die komplexen Vitien (n=8). Mit 66,7% auffälliger US-Befunde folgen die Lungenvenenfehleinmündungen (n=3), die Aortenklappenstenose (n=3) und die Pulmonalklappenstenosen (n=6) wurden erkannt. Der VSD (n=84) wurde in 34,5% aller Fälle diagnostiziert, gefolgt von der Aortenisthmusstenose (n=3) mit 33,3% und der TI (n=4) mit 25,0%. TGA, inkompletter AV-Kanal, aortopulmonales Fenster und PI wurden gar nicht erkannt (Abb.35).

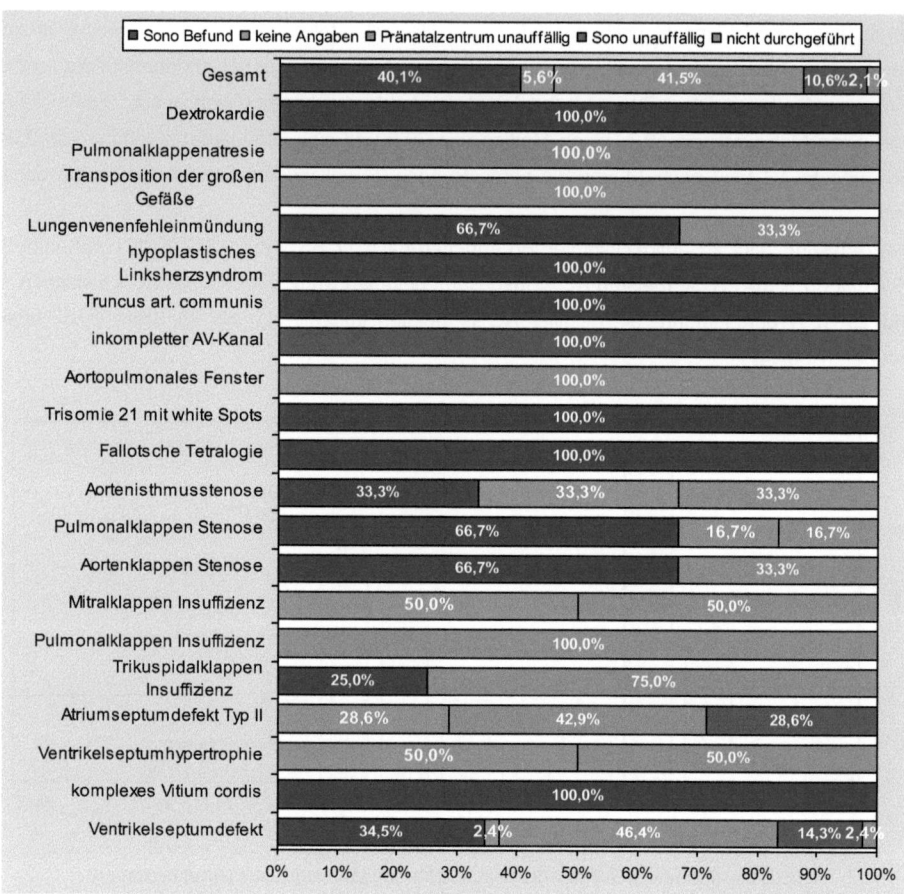

Abb.35 Ultraschall Befunde

Bezüglich der Erkennungszeit (vollendete SSW), in der eine kardiale Fehlbildung mittels Ultraschall auffällig wurde, können folgende Aussagen gemacht werden. In 14,7% (n=24) erfolgte keine Angabe hinsichtlich der Durchführungszeit und 12,9% (n=21) der Fälle wurden ausgeschlossen. Der Mittelwert beträgt 22,0, der Median 22,0, die Standardabweichung 3,0 SSW. Das Spektrum der Erkennungszeit reicht dabei von 16 bis 36 SSW (Tab.28).

Tab.28 Erkennungszeit vom Ultraschall

Erkennungszeit vom US	SSW US
Gültig	118
fehlend/ausgeschlossen	24/21
Mittelwert	22,0
Median	22,0
Standardabweichung	3,0
Minimum	16
Maximum	36

In Abb.36 ist deutlich zu erkennen, dass die meisten Untersuchungen bzw. auch Diagnosen zwischen 20 und 23 vollendeten SSW durchgeführt bzw. gestellt wurden.
Insgesamt fanden 79,7% aller Ultraschalluntersuchungen bis einschließlich 22 SSW statt. In seltenen Fällen wurde noch einmal eine Sonographie durchgeführt, die über ein auffälliges Ergebnis nach 27, 29, 31, 32, 35 und 36 SSW Aufschluss gaben.

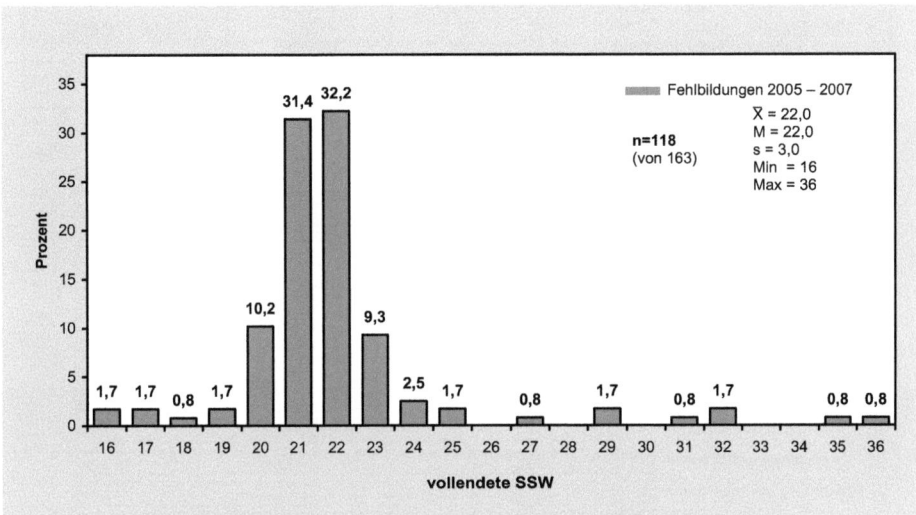

Abb.36 vollendete SSW der durchgeführten Ultraschalluntersuchung

Pränatalzentrum Rostock

Betrachtet man folglich die Daten aus dem Pränatalzentrum Rostock etwas genauer, zeigt sich, dass in 43,3% (n=45) von insgesamt 104 untersuchten Fällen pränatal eine Diagnose gestellt werden konnte. Eine Erkennungsrate von 100% wiesen folgende Diagnosen auf: hypoplast. Linksherzsyndrom (n=1), Truncus art. Communis (n=1), Trisomie 21 (n=3), Komplexes Vitium cordis (n=6). Mit 80,0% bzw. 66,7% der untersuchten Fälle fielen die PST (n=5) bzw. AST (n=3) auf. In 50% und 40% konnten die Lungenvenenfehleinmündungen (n=2) und der VSD (n=65) richtig diagnostiziert werden und am Schluss folgt die TI (25,0%, n=4).
Gar nicht erkannt wurden die: TGA (n=1), aortopulmonales Fenster (n=1), ISTA (n=1), PI (n=6), ASD II (n=3), Ventrikelseptumhypertrophie (n=1) und Mitralklappeninsuffizienz (n=1).
Wurden im Jahr 2005 24 (61,5%) von 39 Fällen im Rostocker Pränatalzentrum untersucht, so waren es 2006 bereits 42 (79,2%) von 53 und 2007 38 (76,0%) von 50 Fehlbildungsfällen, wobei das Jahr 2006 mit 47,6% Erkennungswert (positiver Ultraschallbefund) vor 2005 (41,7%) und 2007 (39,5%) liegt (Tab.29 und Abb.37).

Tab.29 Pränatalzentrum Rostock durchgeführte Untersuchungen

Durchgeführte Untersuchungen		Befund Sonographie	Pränatalzentrum	Gesamt Pränatalzentrum	Gesamtanteil aller Fehlbildungsfälle (ohne PFO)
Jahr		positiv	unauffällig		(%)
Jahr 2005	n=	10	14	24	24/39 *(61,5%)*
	%	41,7%	58,3%	100,0%	
Jahr 2006	n=	20	22	42	42/53 *(79,2%)*
	%	47,6%	52,4%	100,0%	
Jahr 2007	n=	15	23	38	38/50 *(76,0%)*
	%	39,5%	60,5%	100,0%	
Gesamt	n=	45	59	104	104/142 *(73,2%)*
	%	43,3%	56,7%	100,0%	

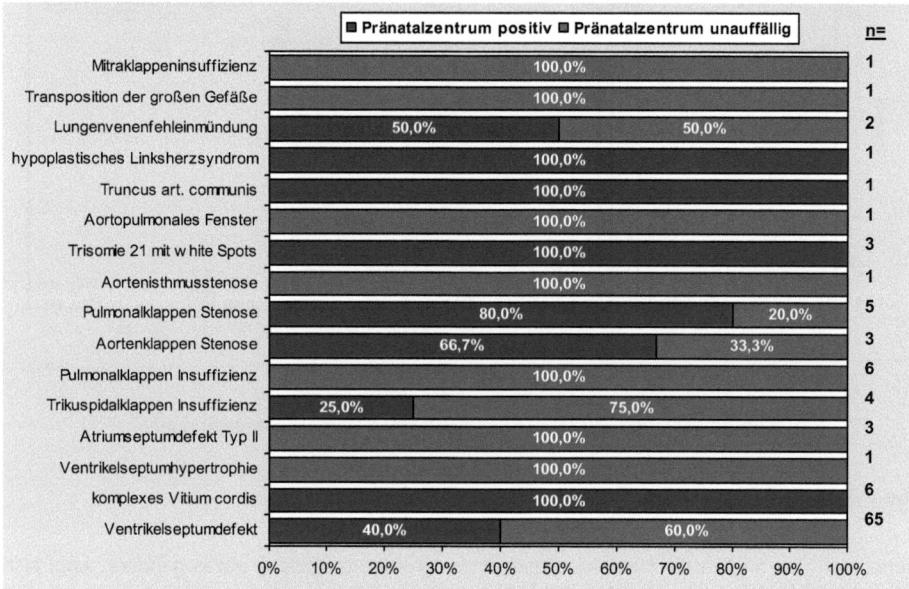

Abb.37 Pränatalzentrum Erkennungsrate

3.10 Übersicht über das Mehrlingskollektiv

Zwischen dem 01.01.2005 und dem 31.12.2007 wurden insgesamt 13 Zwillinge und ein Drilling mit kardialen Fehlbildungen registriert. Bezogen auf 163 Fehlbildungsfälle ergibt sich ein Anteil von 8,59%. Darunter befanden sich ein Zwillingspärchen und 11 betroffene Kinder aus Zwillingsschwangerschaften sowie eins aus einer Drillingsschwangerschaft. Alle Kinder sind Lebendgeborene.

Insgesamt sind im Mehrlingskollektiv 5 Jungen (35,7%) und 9 Mädchen (64,3%). 3 der Kinder kamen 2005, 6 2006 und 5 2007 zur Welt. Weiterhin waren 11 (78,6%) der 14 Fälle im Fehlbildungsregister dokumentiert.

Betrachtet man nun die Schwangerschaftsentstehung, so ist auffällig, dass insgesamt 7 (8 Neugeborene) spontan entstanden sind und 6 Schwangerschaften induziert wurden, aus der eine Drillingsgravidität resultierte. Vergleicht man nun diese Daten mit dem vollständigen Fehlbildungskollektiv von 163 Fällen, so wird deutlich, dass 6 (also 75%) der 8 künstlichen Befruchtungen zu Mehrlingen führten. (Abb.38)

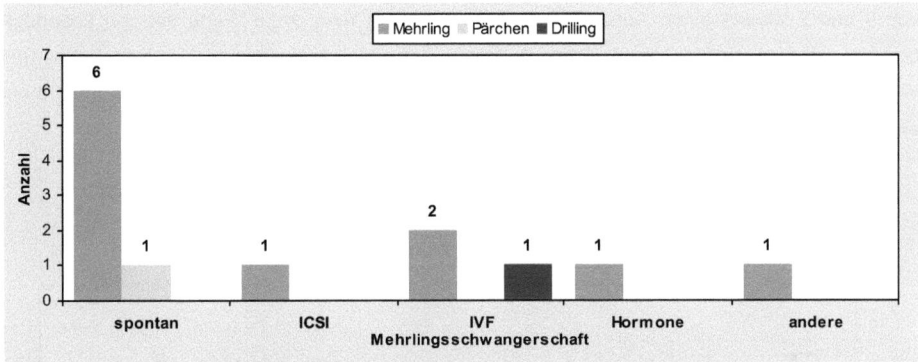

Abb.38 Entstehung der Mehrlingsschwangerschaften

Der Mittelwert des Geburtsgewichtes liegt bei 1941g, der Körperlänge bei 43,6cm und der Kopfumfang bei 31cm. Das Spektrum des Geburtsgewichtes reicht dabei von 1120 bis 2830g. Im Durchschnitt kamen die Neugeborenen nach 33 SSW mit einer Standardabweichung von 2,6 zur Welt, wobei das Spektrum von 29 bis 38 vollendete SSW reichte. So sind vom Gestationsalter 13 Kinder früh geboren und lediglich eins ist am Termin geboren. 3 Kinder kamen spontan, 10 per primärer Sectio und eins per sekundärer Sectio zur Welt (Tab.30/1; 30/2; 30/3).

Tab.30/1 Allgemeinstatistik

Allgemeinstatistik	vollendete SSW	Gewicht in g	Körperlänge in cm	Kopfumfang in cm
Mittelwert	33,3	1.941	43,6	31,0
Median	34,0	1.870	43,5	31,0
Standardabweichung	2,6	527	3,3	2,1
Minimum	29	1.120	38	26
Maximum	38	2.830	50	33

Tab.30/2 Gestationsalter

Gestationsalter	Häufigkeit	Prozent
Frühgeborene	13	92,9
Neugeborene am Termin	1	7,1
Gesamt	14	100,0

Tab.30/3 Geburtstmodus

Geburtsmodus	Häufigkeit	Prozent
Spontan	3	21,4
Primäre Sectio	10	71,4
sekundäre Sectio	1	7,1
Gesamt	14	100,0

Hinsichtlich der Geburtsanpassung in Abb.39 ist auffällig, dass nach 1 min je ein Mehrling einen Apgar von 4 bzw. 5 hat und je 4 Mehrlinge einen Apgar von 7, 8 und 9 hatten. Nach 5 min wiesen 2 Kinder einen Wert von 2 auf und je 6 einen Score 8 bzw. 9, keines jedoch einen Wert von 10. So lag nach 10min kein Kind mehr bei einem Wert kleiner als 8. 4 hatten einen Wert von 8, 8 einen von 9 und 2 wiesen einen Apgar von 10 auf. Vergleicht man diese Werte mit den Lebendgeborenen, erkennt man eine schlechtere Anpassung des Mehrlingkollektivs. Der Nabelschnur-pH-Wert lag im Durchschnitt bei 7,3, der Median ebenfalls, die Standardabweichung betrug 0,08 und es wurden Werte zwischen 7,12 und 7,38 registriert.

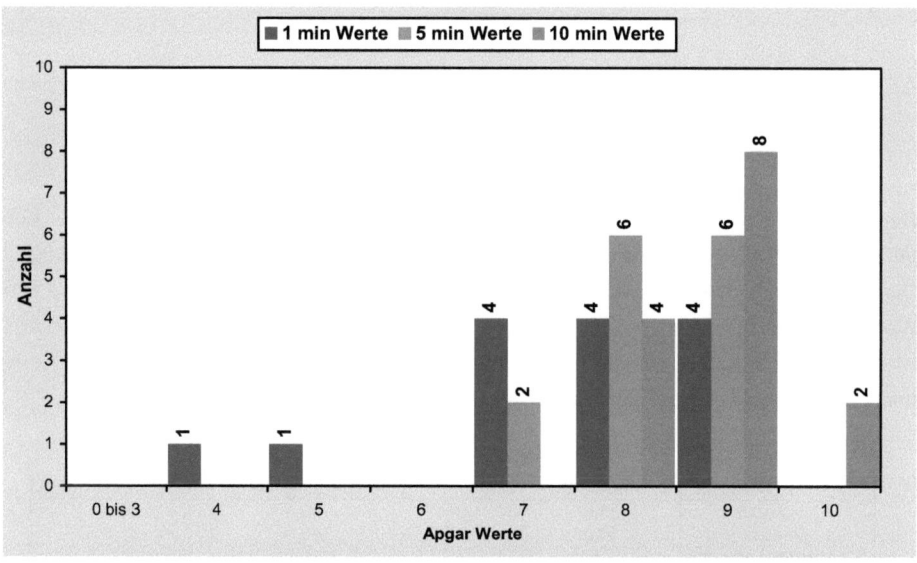

Abb.39 Geburtsanpassung der Mehrlinge

Betrachtet man die Häufigkeiten der Fehlbildungen, so wiesen 11 Kinder einen VSD, 2 ein PFO und eins eine ISTA auf. 4 dieser Kinder hatten zusätzlich noch weitere kardiale Fehlbildungen wie z.B. einen ASD I, PDA, AST und eines eine pers. V. cava sup. Von diesen 4 hatten 2 sogar noch eine weitere kardiale Fehlbildung (ASD I und II).

Zieht man nun noch die geburtlichen Komorbiditäten in betracht, so hat lediglich ein Neugeborenes keine Zusatzerkrankung, 9 haben mindestens 1 bis 3 Diagnosen, je 2 Mehrlinge 4 bis 6 sowie 7 und mehr Zusatzerkrankungen (Abb.40).

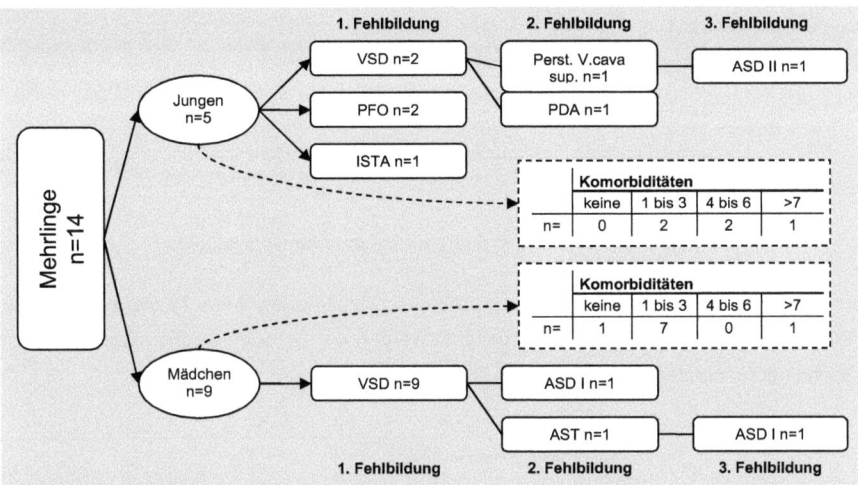

Abb.40 Häufigkeiten, Fehlbildungsaufteilungen und Komorbiditäten im Mehrlingskollektiv

Vergleicht man nun die Altersmittelwerte der Eltern, so erkennt man, dass sowohl die Mütter mit 31 (M=32) als auch die Väter mit 33,8 älter sind als die der Vergleichskollektive sowohl des FK, GK und NK. Das Spektrum der Mütter reicht hierbei von 21 bis 39 Jahre, dass der Väter von 18 bis 49 Jahre.

Bezüglich der mütterlichen Größe und auch der BMI´s wurden vergleichbare Daten gefunden. Die Gesamtgewichtszunahme ist jedoch kaum größer (hier 14,1 im Mittel zu 13,0 des NK) als die der Vergleichskollektive (Tab.31).

Tab.31 Alter, Gewicht, BMI im Vergleich

Alter, Gewicht, BMI	Alter der Mutter	Größe Mutter	Gewicht vor SS	BMI vor SS	Gewichts- zunahme	Alter des Vaters
n=	14	14	14	14	14	14
Mittelwert	31,0	169,9	68,1	23,6	14,1	33,8
Median	32,0	170,5	64,0	22,9	14,5	34,0
Standardabweichung	5,7	5,0	13,5	4,5	3,8	8,7
Minimum	21	160	51	18	8	18
Maximum	39	180	95	35	22	49

Während der Schwangerschaft nahmen 7,1% (n=1) der Schwangeren Magnesium, 8 Mütter (57,1%) Magnesium mit Eisen und 3 Mütter (21,4%) keine Zusatzpräparate ein. In 2 Fällen konnten keine Angaben gefunden werden (Abb.41).

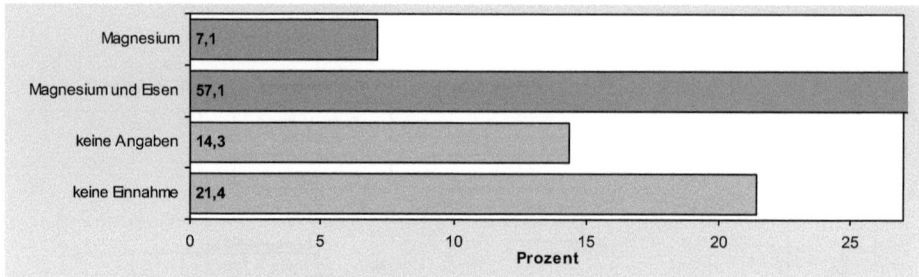

Abb.41 Aufteilung Präparateinnahme Mehrlingskollektiv

Weiterhin nahmen 2 Mütter (14,3%) schon präkonzeptionell Folsäure ein, 78,6% (n=11) begannen die Einnahme von Folsäure nach dem bekannt werden der Schwangerschaft und einmalig blieb die Suche nach Angaben erfolglos. (Abb.42)

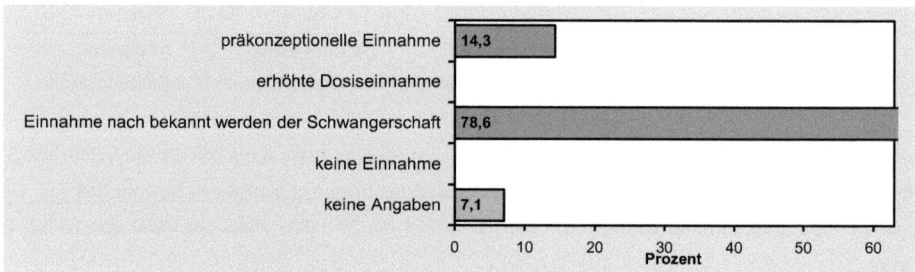

Abb.42 Folsäureaufnahme Mehrlingskollektiv

Hinsichtlich der nicht- und invasiven Diagnostik ist auffällig, dass in jeweils einem Fall (7,1%) (Ausnahme: Infektionsserologie n=2) keine Angaben gefunden werden konnten und die Häufigkeiten in Richtung normalen Ergebnissen verschoben sind (Abb.43 und 44).

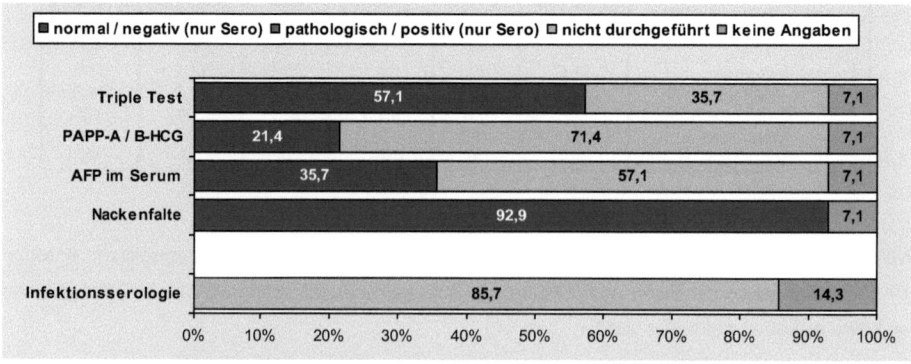

Abb.43 durchgeführte Allgemeindiagnostik Mehrlingskollektiv

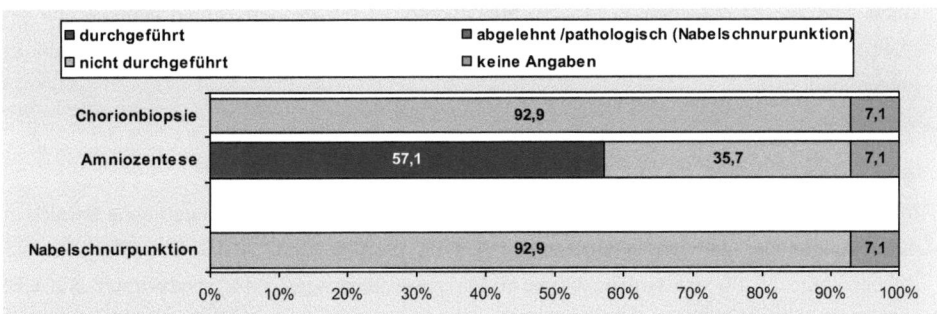

Abb.44 durchgeführte Invasivdiagnostik Mehrlingskollektiv

Die Amniozentese erfolgte durchschnittlich mit 17,9 SSW nahezu 2 SSW früher gegenüber dem gesamten Fehlbildungskollektiv ($\bar{X}$= 19,7 SSW). Bei der Ultraschalluntersuchung sind die Werte nahezu identisch im Vergleich zum gesamten Fehlbildungskollektiv (Tab.32).

Tab.32 Durchführungszeit der AC und Erkennungszeit US

AC und US	AC SSW	SSW US
Gültig	8	10
Fehlend	6	4
Mittelwert	17,9	21,5
Median	17,0	21,0
Standardabweichung	2,03	0,97
Minimum	16	20
Maximum	21	23

Des Weiteren erfolgte 10mal eine US-Untersuchung im Rostocker Pränatalzentrum, wobei hier dreimalig eine kardiale Fehlbildung und in 7 Fällen ein unauffälliger Befund diagnostiziert worden ist. Außerdem ergab sich einmalig ein unauffälliger Befund bei einem anderen Pränataldiagnostiker, zweimal wurde keine Sonographie durchgeführt und einmal konnten keine Angaben gefunden werden.

3.11 Somatische Klassifikation der Fehlbildungsfälle nach Schwangerschaftsdauer und Geburtsgewicht Lebendgeborener

Für die Klassifikation der Fehlbildungsfälle erfolgte eine geschlechtergetrennte Einteilung nach hypotroph (Small For Gestational Age: Geburtsgewicht < 10. Perzentile), eutroph (Approximale For Gestational Age: Geburtsgewicht 10. bis 90. Perzentile) und hypertroph (Large For Gestational Age: Geburtsgewicht > 90. Perzentile) sowie frühgeboren (Schwangerschaftsdauer: ≤36 SSW), am Termin geboren (Schwangerschaftsdauer: 37 bis 41 SSW) und übertragen (Schwangerschaftsdauer: ≥42 SSW). Diese Daten wurden dann mit einem Normalkollektiv verglichen.

Dabei sind von 74 Mädchen 32 (43,2%) frühgeboren, 41 (55,4%) am Termin geboren und eins (1,4%) übertragen. 25 (39,1%) der Jungen sind frühgeboren, 39 (60,9%) am Termin geboren und keiner übertragen.

3.11.1 Mädchen

Insgesamt gesehen sind 14,9% der Mädchen hypotroph, wobei hier der frühgeborene Bereich mit 10,8% gegenüber dem termingeborenen mit 4,1% deutlich führt. 78,4% aller Mädchen sind eutroph (früh- 31,1% und termingeboren 45,9% sowie übertragen 1,4%). Hypertroph sind 6,8% (früh- 1,4% und termingeboren 5,4%) der Mädchen.

Im Vergleich mit einem Normalkollektiv erkennt man deutlich, dass die Mädchen des Fehlbildungskollektives deutlich zum frühgeborenen Bereich verschoben sind (Abb.45, Angaben in Prozent).

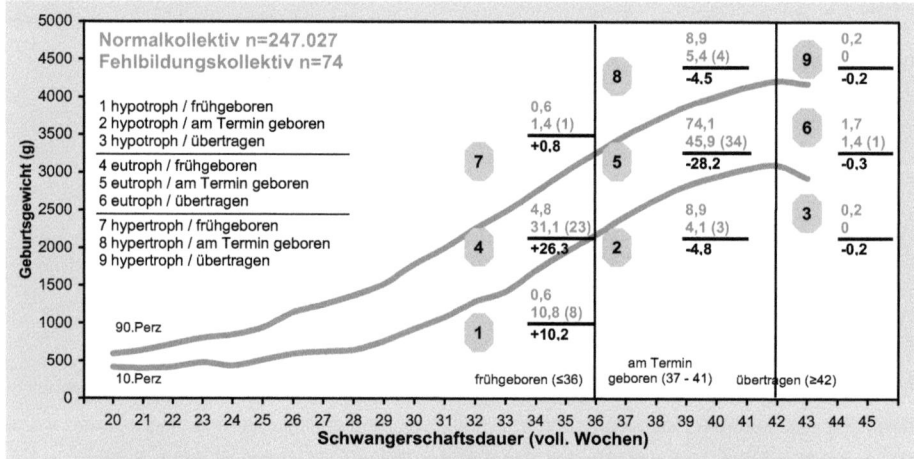

Abb.45 Klassifikation der Fehlbildungsfälle nach Schwangerschaftsdauer und Geburtsgewicht lebend geborener Mädchen im Vergleich zum Normalkollektiv

3.11.2 Jungen

Bei den Jungen sind 10,9% hypotroph, wobei hier 3,1% frühgeboren und 7,8% am Termin geboren sind. Im AGA-Bereich liegen insgesamt 71,9% (früh- 31,3% und termingeboren 40,6%). 17,2% (4,7% früh- und 12,5% termingeboren) aller Jungen sind hypertroph.

In Relation zum Normalkollektiv ist auch hier auffällig, dass es eine klare Verschiebung in Richtung früh geborenes Segment gibt. Wobei auch hier der eutrophe Bereich dominant ist, im Gegenzug zu den Mädchen jedoch ein großer Anteil auch mit hypertrophem Geburtsgewicht zur Welt kam (Abb.46, Angaben in Prozent).

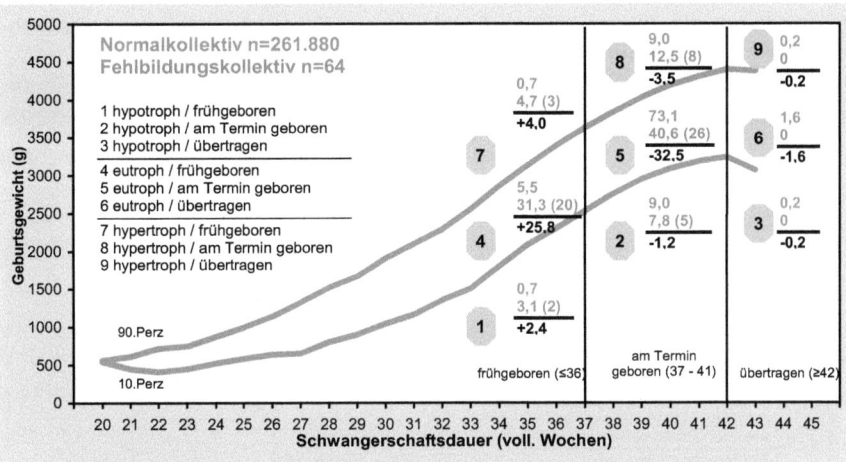

Abb.46 Klassifikation der Fehlbildungsfälle nach Schwangerschaftsdauer und Geburtsgewicht lebend geborener Jungen im Vergleich zum Normalkollektiv

3.11.3 Vergleich der Mädchen mit Ventrikelseptumdefekte vs. Mädchen mit anderen kardiale Fehlbildungen

Auffällig ist, dass sich beide Vergleichsgruppen hinsichtlich der hypotrophen (VSD 14,3% vs. Rest 15,6%), eutrophen (VSD 78,6% vs. Rest 78,1%) und hypertrophen (VSD 7,1% vs. 6,3%) Stoffwechsellage nicht unterscheiden. Lediglich der Geburtszeitpunkt ist unterschiedlich. So sind die Mädchen mit primär anderen Herzfehlbildungen zum großen Anteil frühgeboren (Gesamtanteil 62,5% vs. VSD 28,6%), die VSD-Gruppe eher am Termin geboren (Gesamtanteil 69,0% vs. Rest 37,5%) (Abb.47, Angaben in Prozent).

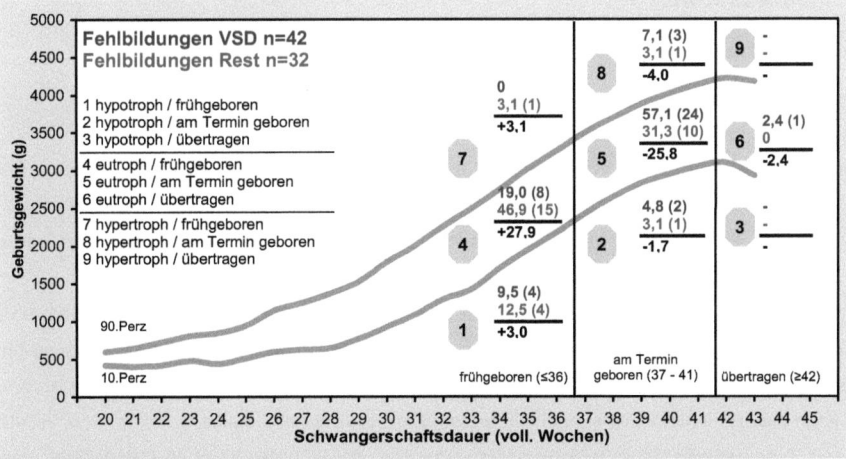

Abb.47 Klassifikation der VSD-Fälle nach Schwangerschaftsdauer und Geburtsgewicht lebend geborener Mädchen im Vergleich zu den anderen kardialen Fehlbildungsfällen

3.11.4 Vergleich der Jungen mit Ventrikelseptumdefekte vs. Jungen mit anderen kardiale Fehlbildungen

Hier zeigt sich auch bei beiden Vergleichsgruppen bezüglich der hypotrophen (VSD 9,7% vs. Rest 12,1%), eutrophen (VSD 74,2% vs. Rest 69,7%) und hypertrophen (VSD 16,1% vs. 18,2%) ein relativ ausgeglichenes Bild. Auch den Geburtszeitpunkt betreffend ähneln sich beide Kollektive (Abb.48, Angaben in Prozent).

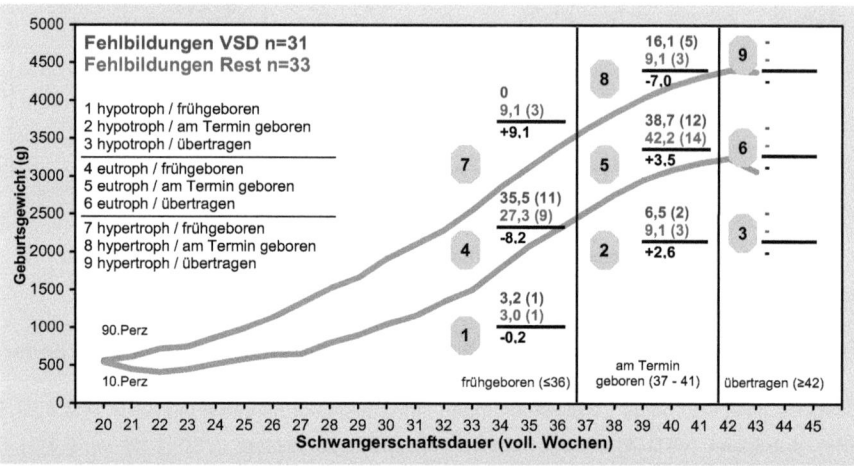

Abb.48 Klassifikation der VSD-Fälle nach Schwangerschaftsdauer und Geburtsgewicht lebend geborener Jungen im Vergleich zu den anderen kardialen Fehlbildungsfällen

4. Diskussion

4.1 Allgemeine Ergebnisse

4.1.1 Allgemeines

Insgesamt wurden in der Perinatalregion Rostock über 3 Erfassungsjahre 163 kardiale Fehlbildungsfälle registriert und ausgewertet. 36 weitere Fälle mit der Diagnose Persistierender Ductus arteriosus flossen nicht mit in die Auswertung ein. So ist dennoch bekannt, dass es sich hierbei um eine häufige Fehlbildung handelt. Die Inzidenz ist jedoch abhängig vom Zeitpunkt der Studie und dem Gestationsalter. Laut HOFFMAN et al. (2002) erhöht eine große Anzahl an Frühgeborenen in einer Studie die Inzidenz. Meist handelt es sich bei der Diagnose PDA nämlich um eine physiologische Anpassungsstörung und nicht um eine strukturelle Anomalie. Bei Neugeborenen am Termin kann der normale Ductus noch eine gewisse Zeit geöffnet bleiben, bis er sich vollständig schließt. Dies belegen ältere Autopsie-Auswertungen von SCAMMON et al. (1918), die anführen, dass in 35% der Fälle der PDA nach einem Monat, in 75% der Fälle nach 3 Monaten und nahezu bei allen Kindern der PDA nach einem Jahr verschlossen ist. Eine spätere Studie von MITCHELL

(1957) zeigte sogar, dass kein Ductus mehr nach einer Woche weit geöffnet war und annähernd alle Ductus nach einem Monat verschlossen waren. Neuere echokardiographische Ergebnisse von LIM et al. (1992) legen schließlich dar, dass bei Neugeborenen am Termin alle PDA innerhalb von 4 bis 7 Tagen verschlossen sind. Dennoch darf man nicht den „echten" PDA außer Acht lassen, dessen Inzidenz immerhin zwischen 1 bis 13 pro 1000 Lebendgeborenen je nach Studie liegt (HOFFMAN et al. 2002).

Das Fehlbildungsregister des Landes Mecklenburg-Vorpommerns existiert nun mehr seit 2002 mit einer 3jährigen Pilotphase. In den ersten beiden Jahren der Pilotphase (RENZ 2006) war die Prävalenz der Fehlbildungen (2002: 2,2%, 2003: 2,2%) nahezu identisch und fiel jedoch 2004 signifikant auf 1,6% ab. Dies bestätigt den Trend in der Fehlbildungserfassung in den Jahren 2005 bis 2007 zumindest hinsichtlich der kardialen Fehlbildungen. Waren 2005 noch 70,6% aller kardialen Fehlbildungen im Mecklenburger Fehlbildungsregister zu finden, reduzierten sich die Fälle 2007 auf 41,1%. Da jedoch ausschließlich die Perinatalregion Rostock und nicht das gesamte Register des Landes ausgewertet wurde, kann man nur Vermutungen über das korrekte Ausfüllen der Fehlbildungsbögen anstellen. Möglicherweise ist die Datenerhebung in kleineren Krankenhäusern noch „komplizierter". Damit hätte das Fehlbildungsregister nahezu keinen Wert für weitere statistische Auswertungen und kann mit anderen Fehlbildungserfassungssystemen nicht konkurrieren. Hier sollte ein optimierter Erhebungsbogen (vergleiche Anhang 8.3) mit akkurater Erfassung aller Fehlbildungen und die gewissenhafte Ausfüllung des Bogens mit Unterstützung von Fachpersonal die Lösung sein.

4.1.2 Entbindungsmodus

Im Fehlbildungskollektiv ist die Spontangeburtenrate/Manualhilfe mit 50,9% gegenüber dem GK 69,3% und NK 75,5% deutlich reduziert und mit 38,0% bei der primären Sectio mehr als doppelt so groß wie das GK (17,6%) und NK (8,4%). Dieser verhältnismäßig große Anteil bei den Sectiones lässt sich mit dem höheren Geburtsrisiko eines Kindes mit einer Fehlbildung erklären. So beschreibt RABOISSON et al. (2009), dass z.B. nach bekannt werden einer TGA in der Pränatalzeit und einer darauf folgenden geplanten Sectio keine Nachteile für das Neugeborene entstehen, gleichzeitig wird eine schnellere Intensivbehandlung ermöglicht. Ferner hat sich in den letzten Jahren die Tendenz hin zu einer höheren Sectiorate und damit reduzierten natürlichen Geburten entwickelt. Zum einen ist dies dem medizinischen Fortschritt, den damit verbundenen Vereinfachungen in der Prozedur und den Verbesserungen im Outcome zu verdanken, dass diese Kinder nicht mehr gegenüber Spontangeburten benachteiligt sind. Zum anderen liegt dies auch am gesellschaftlichen Umdenken bezüglich einer natürlichen Geburt und an der besseren Planbarkeit der Geburt (KRAUSE 2002).

MCCURDY et al. (1993) betrachtet die Entscheidung hinsichtlich Entbindungsmodus von einem anderen Standpunkt. So ist das Outcome von Neugeborenen mit einer Anomalie zunächst abhängig von der Art der Fehlbildung und der damit verbundenen richtigen Entscheidung für eine bestimmte Form des Geburtsmodus. Diese liegt sowohl im Ermessen der Eltern als auch des beratenden Arztes nach entsprechenden Aufklärungsgesprächen.

4.1.3 Regionsaufteilung

Insgesamt sind 88 Kinder direkt aus Rostock und weitere 36 aus dem unmittelbaren Einzugsgebiet Rostocks (Landkreis Bad Doberan). Alle anderen Kinder mit kardialen Fehlbildungen stammen aus Gebieten ohne eine größere Geburtsklinik. In Ergänzung zur Pilotstudie von 2002 bis 2004 wurde auf dem neuen Fehlbildungsbogen der Wohnort erfasst. Dennoch lässt sich aufgrund der geringen Fallzahl von lediglich 163 und nur der Auswertung des Rostocker Geburtenkollektivs keine direkte regionale Häufung von kardialen Fehlbildungen feststellen. Die Frage nach den übrigen Regionen und Städten, obwohl sie anderen Geburtskliniken deutlich näher liegen, lässt sich vermutlich auf den großen Stellenwert des Perinatalzentrums Rostocks, der vorher diagnostizierten Fehlbildung und dem daraus resultierenden Aufsuchen dieser spezialisierten Klinik zurückführen.

4.2 Fehlbildungsprävalenzen und Fehlbildungshäufigkeiten

Das Geschlechtsverhältnis Neugeborener in Mecklenburg Vorpommern ist mit 53,4% eher zu den Mädchen verschoben (Jungen 46,6%). Im Gegensatz dazu zeigte sich in der Pilotstudie (RENZ 2006) zum Fehlbildungsregister bei allen Fehlbildungen eine deutliche Verschiebung hin zu den Jungen mit 57,1%. Im Geburtenkollektiv Rostocks beträgt das Verhältnis Jungen 51% zu Mädchen 49% und im gesamtdeutschen Kollektiv Jungen 51,5% zu Mädchen 48,5% (Daten bereitgestellt vom Institut für Perinatale Auxologie am Klinikum Südstadt Rostock). Des Weiteren ist bekannt, dass das Geschlechtsverhältnis bei der Geburt ca. 1,05 männlich zu 1,0 weiblich liegt (CIA 2010). So ist schon auffällig, dass im Herzfehlbildungskollektiv Rostocks das Geschlechtsverhältnis zu den Mädchen verschoben ist. Betrachtet man den Anteil der Jungen, so beträgt dieser 2005 52,9%, 2006 46,4% und 2007 41,1%. Sollte hier etwa eine Tendenz erkennbar sein? Um weitere Rückschlüsse auf die Geschlechtsverteilung bei kardialen Fehlbildungen ziehen zu können, bedarf es allerdings eines größeren Kollektivs, eines längeren Erfassungszeitraums und einer exakten Definition hinsichtlich der Einschlusskriterien für kongenitale Herzfehlbildungen.

4.3 Fehlbildungsprävalenzen insgesamt

Die kardiale Fehlbildungsprävalenz bezogen auf 163 Fälle in Rostock beträgt 2,2%, auf 1000 Geburten kommen demnach 22,2 kardiale Fehlbildungen. Bei kombinierten Vitia handelt es sich um eine Prävalenz von 3,2% (236 Fälle), was 32 pro 1000 Geburten entspricht. Die Prävalenzen hinsichtlich der einzelnen Erfassungsjahrgänge von 2005 bis 2007 in Rostock sind nahezu gleich.

Im EUROCAT-Bericht von 03/2004 bis 08/2007 beträgt die Gesamtprävalenz kardialer Fehlbildungen 6,37/1000 Geburten, was deutlich niedriger ist. In dieser Zahl sind jedoch nicht die Chromosomen Anomalien (Trisomie 21, 18 und 13), welche meist zusätzliche Herzfehlbildungen aufweisen, enthalten. Das wären zusätzlich 3,13 pro 1000 Geburten. Es ist jedoch anzumerken, dass bei der EUROCAT-Datenerfassung unterschiedliche Methoden in der Fehlbildungserfassung zur Anwendung kommen.

Ein spezieller Bericht hinsichtlich kardialer Fehlbildungen von EUROCAT-Bericht für die Jahre 2000 bis 2005 nennt eine Prävalenz von 7 pro 1000 Geburten für nicht chromosomale Herzfehlbildungen und eine Gesamtprävalenz von 8/1000. Ferner wird in diesem Report über eine höhere Prävalenz von mehr als 10 pro 1000 Geburten in den Ländern wie Österreich (15,3), Malta (15,3), Schweiz (13,6), Deutschland (11,9), Polen (11,2) und Norwegen (10,3) berichtet.

WREN et al. (2000) veröffentlichte Daten für den Zeitraum von 1985-97 über kardiale Fehlbildungen mit einer Häufigkeit von 5,6/1000. In seiner Arbeit schildert er außerdem, dass es in den letzten Jahren zu einem leichten Anstieg von kleinen kardialen Fehlbildungen und induzierten Aborten, aufgrund verbesserter Pränataldiagnostik, gekommen ist. Die Häufigkeiten von komplexen und signifikanten Fehlbildungen ist über die Jahre nahezu konstant geblieben, jedoch stellte er eine Jahresvariabilität bei DIV und kompletten AVSD fest.

Auch eine Studie aus Spanien von RODRIGUEZ DEHLI et al. (2009), welche einen Zeitraum von 1990 bis 2004 umfasst, zeigt eine Häufigkeit von 7,5/1000 kardialen Fehlbildungen, was sehr nahe an den Ergebnissen von EUROCAT und anderen europäischen bzw. spanischen Fehlbildungsregistern liegt. Eine 24-jährige prospektive Kohorten-Studie aus Norwegen von MEBERG et al. (2007) ermittelte 11,6 Neugeborene pro 1000 Geburten mit AHF, was geringfügig höher ist, als der Gesamtanteil Norwegens wie von EUROCAT (10,3/1000) berichtet.

HOFFMAN et al. (2002) untersuchten 62 Studien nach 1955 hinsichtlich der Inzidenz. Darunter erfolgten Angaben bei schweren Herzfehlbildungen von 6/1000 Neugeborenen über 19/1000 (mit BAV) bis hin zu 75/1000 Geburten bei kleinen muskulären VSD und ASD.

Auch QUEISSER-LUFT (2005) nennt 14,7/1000 Geburten-Prävalenz in einem Zeitraum von 12 Jahren, allerdings ohne Chromosomenanomalien (5,1/1000), die zu einem bestimmten Anteil ebenfalls mit kardialen Fehlbildungen assoziiert sind. Damit würde ein aktives Fehlbildungserfassungsregister auf nahezu identische Ergebnisse wie Rostock kommen.

Arbeiten von STEPHENSEN et al. (2004) und WREN et al. (2000) haben festgestellt, dass die Prävalenz kleiner kardialer Fehlbildungen in den letzten Jahren geringfügig zugenommen hat, aber komplexe Herzfehler konstant geblieben sind, was vermutlich auf eine verbesserte Diagnostik zurückzuführen ist.

Insgesamt ist eine große Variabilität in den Ergebnissen zu erkennen und die relativ hohe Prävalenz in Rostock lässt sich zum Einen durch die Einschlusskriterien von VSD und ASD und zum Anderen auf die Tatsache eines spezialisierten Perinatalzentrums zurückführen.

Weiterhin soll an den zuvor genannten Beispielen gezeigt werden, dass die Vergleichbarkeit von kardialen Fehlbildungen ein vielschichtiges Problem darstellt. So werden weltweit einerseits Inzidenzen andererseits Prävalenzen genannt, wobei für die Häufigkeitsberechnung von Fehlbildungen laut CORNEL et al. (1993) eher die Prävalenz herangezogen werden sollte. Demnach fehlt eine klare Definition, was als kardiale Fehlbildung gewertet wird, welches der ideale Zeitpunkt der Datenerfassung ist (nach der Geburt, nach einer Woche, nach einem Jahr) und wer die Daten schließlich erfasst (Kliniken, Neonatologen, Kardiologen).

4.4 Fehlbildungshäufigkeiten

4.4.1 Häufigste kardiale Fehlbildungen insgesamt

Die insgesamt häufigste Fehlbildung im erfassten Zeitraum von 2005 bis 2007 ist der VSD mit einem Anteil von 51,5%, was einer Gesamtprävalenz von 1,15% bzw. 11,5/1000 entspricht. STEPHENSEN et al. (2004) nennen einen Anteil von 45,7% VSD über einen 10-jährigen Erfassungszeitraum in Island. Im EUROCAT-Bericht von 03/2004 bis 08/2007 beträgt der Anteil an VSD 42,2% mit einer deutlich niedrigeren Prävalenz von 2,7/1000. Dies wird jedoch hauptsächlich durch die Datenerfassung beeinflusst, kleinere muskuläre Defekte werden z.B. nicht erfasst. Auch BOSI et al. (2003) kommt zu einem Anteil von 38,8% und 2/1000 Neugeborenen beim isolierten VSD, wobei in dem 20jährigen Zeitraum Kinder bis einschließlich 2. Lebensjahr erfasst wurden und laut DU et al. (1998) nach ca. 13 Monaten bereits 84,8% der VSD verschlossen sind. Zu einem nahezu gleichen Ergebnis kommen EKICI et al. (2008) auch. Demnach sind 88,6% aller VSD im 1. Jahr verschlossen und nahezu 100% bei Frühgeborenen. Untersucht wurden die Kinder innerhalb von 72 Stunden nach der Geburt per Echokardiographie und die Inzidenz betrug 47,4/1000, was demzufolge deutlich höher als in Rostock ist. Auch ROGUIN et al. (1995) untersuchte Neugeborene per Doppler innerhalb von 6 bis 170 Stunden und erhielt eine Prävalenz von 53,2/1000.
Die wohl niedrigste Prävalenz mit lediglich 1,9/1000 Lebendgeburten und einem Anteil von 33,7% der einfachen VSD bei kardialen Fehlbildungen registrierte WREN et al. (2000), wobei hier auch alle Daten in einem Zeitraum von 12 Monaten erfasst wurden. Bei allen VSD ergibt sich eine Inzidenz von 2,5/1000 im 12jährigen Erfassungszeitraum.
Man erkennt folglich, dass in der Literatur verschiedene Angaben bezüglich der VSD-Prävalenz zu finden sind und das der prozentuale Anteil der allgemeinen Datenlage entspricht und die registrierte Prävalenz im Mittelfeld zu finden ist. Hier ist dennoch darauf hinzuweisen, dass es sich um alle Fehlbildungsfälle handelt und eine Unterteilung noch zum späteren Zeitpunkt erfolgt. Demnach beeinflussen der Zeitraum der Datenerfassung und die Einschlusskriterien, wie z.B. Lebend- und Totgeborene, induzierte Aborte, einfache VSD, Fehlbildungskombinationen mit VSD, ganz entscheidend die Prävalenz der VSD.

An zweiter Stelle ist im Fehlbildungskollektiv das PFO mit einem Anteil von 12,9% und 2,9/1000 Geburten zu finden. Das PFO, ASD I, ASD II und Sinus-Venosus-Typ sind Unterteilungen vom ASD. Der ASD II (Rang 4) hat nochmals 4,3% bzw. 1/1000. Somit ergibt sich für den ASD insgesamt eine Prävalenz von ca. 3,9/1000. EUROCAT zeigt 2/1000, RODRIGUEZ DEHLI et al. (2009) 1/1000 und BOSI et al. (2003) sogar nur 0,34/1000 Geburten. So ist der Anteil an PFO im Vergleich mit anderen Daten relativ hoch in Rostock.

An dritter Stelle folgen im FK die komplexen Vitia mit 4,9%, welche im Gesamtgut nur auftauchen, weil auch sämtliche Aborte und Fehlgeburten mit erfasst wurden.

Auf Rang 5 folgen die Stenose und Insuffizienz der Pulmonalklappe mit einer Häufigkeit von 3,7% bzw. 0,8/1000. Bei der Pulmonalklappeninsuffizienz ist anzumerken, dass es sich hierbei zwar um eine verschlüsselte angeborene Fehlbildung handelt, aber weder in Eurocat noch in irgendeiner anderen Studie sind Vergleichsdaten bezüglich der Häufigkeit zu finden. In der Fachliteratur beschreibt WAGNER 2002, dass frühe operative Eingriffe die Prognose und den Verlauf, abhängig vom Schweregrad und der daraus folgenden Herzinsuffizienz, bei Neugeborenen entscheidend beeinflussen können. Hinsichtlich der PS zeigt CHAOUI et al. 1997 eine Prävalenz bei der BWIS von 9%, SCHUMACHER et al. (2007) Prävalenzen zwischen 3,7% und 9,4%, RODRIGUEZ DEHLI et al. (2009) 4,9%, BOSI et al. (2003) 4,3%, WREN et al. (2000) 0,44/1000, EUROCAT 0,32/1000 und CALZOLARI et al. (2003) gar nur 0,25/1000. Rostock liegt demnach im Mittelfeld und die Häufigkeit entspricht den Literaturangaben.

Die TI ist mit einer Häufigkeit von 2,5% bzw. 0,55/1000 anzutreffen. Es handelt sich laut Literatur bei der isolierten TI um eine sehr seltene angeborene Fehlbildung, die eher häufig mit anderen Fehlbildungen zusammen auftritt. So ist der Verlauf abhängig vom Schweregrad bei Erstdiagnose und der weiteren Entwicklung während der Schwangerschaft, weil die TI nicht selten voranschreitet und die Situation verschlechtern kann. Bei geringer Insuffizienz treten kaum Symptome auf oder erst später im Kindesalter, die eine Therapie notwendig machen. Die schwere TI zeigt jedoch schon sehr früh das ausgeprägte Bild einer Zyanose und Rechtsherzinsuffizienz, welche entweder medikamentös oder chirurgisch therapiert werden sollte (APITZ 2002, TRINES et al. 2004). Aufgrund der Seltenheit waren keine epidemiologischen Daten hinsichtlich Häufigkeit zu finden und es ist schon sehr auffällig, dass Rostock einen recht großen Anteil an TI vorzuweisen hat. Bei den 4 hier aufgeführten Fällen handelt es sich um 2 isolierte TI und 2 TI mit einem PDA.

Fallotsche Tetralogie, Aortenisthmusstenose, Aortenklappenstenose, Lungenvenenfehleinmündungen und Trisomie 21 mit Herzfehlbildung wurden jeweils mit einem 1,8%igen Anteil bzw. 0,41/1000 diagnostiziert. Bezüglich TOF sind in der Literatur Prävalenzen von 3,7% bis 6,8% (BOSI et al. 2003 RODRIGUEZ DEHLI et al. 2009, CHAOUI et al. 1997/BWIS, SCHUMACHER et al. 2007), bzw. Geburtenraten von 0,2 bis 0,31 pro 1000 Geburten (CALZOLARI et al. 2003, EUROCAT, WREN et al. 2000). So scheint die Prävalenz einerseits verhältnismäßig gering zu sein, im Vergleich zu großen Studien ist die Geburtenrate jedoch recht hoch, was auf die geringe Fallzahl zurückzuführen ist. Ähnliche Angaben lassen sich auch für ISTA, AS und Lungenvenenfehleinmündung finden. Lediglich die Trisomie 21 ist in der Literatur so nicht zu finden, meist werden nur die mit der Trisomie assoziierten Fehlbildungen genannt.

In je 2 Fällen (1,2%) handelte es sich um Dextrokardie, Ventrikelseptumhypertrophie und Mitralklappeninsuffzienz. Diese Fehlbildungen blieben in Studien häufig unberücksichtigt (WREN et al. 2000) oder wurden unter komplexen Fehlbildungen zusammengefasst (CALZOLARI et al. 2003).

Am Schluss und damit sehr selten mit nur jeweils einem Fall (0,6%) bzw. 0,14/1000 traten Transposition der großen Gefäße, ein inkompletter AV-Kanal, ein Truncus art. Communis, ein aortopulmonales Fenster, ein hypoplastisches Linksherzsyndrom und eine Pulmonalklappenatresie auf. Alle eben genannten Fehlbildungen zeigen in der Literatur eine deutlich höhere Prävalenz, jedoch eine fast identische Geburtenrate (BOSI et al. 2003, RODRIGUEZ DEHLI et al. 2009, CHAOUI et al. 1997/BWIS, SCHUMACHER et al. 2007, CALZOLARI et al. 2003, EUROCAT, WREN et al. 2000). Nur die TGA weist in der Literatur eine höhere Prävalenz von 3,3 bis 5,1% (BOSI et al. 2003, RODRIGUEZ DEHLI et al. 2009, CHAOUI et al. 1997/BWIS, SCHUMACHER et al. 2007,) bzw. 0,24 bis 0,3/1000 (CALZOLARI et al. 2003, EUROCAT, WREN et al. 2000) auf.

Es ist festzustellen, dass in einigen Studien bestimmte Fehlbildungen ausgeschlossen wurden, um eine bessere internationale Vergleichbarkeit zu erreichen. Durch den Ausschluss von Fällen werden logischerweise auch die Prävalenzen verändert, was wiederum bei einer geringen Fallzahl zu Verfälschungen führt. Weiterhin wurde häufig eine Einteilung in einfache und komplexe kardiale Fehlbildungen oder die nach MITCHELL et al. (1971) verwendet, welche jedoch nur bei einem geringen Erfassungszeitraum und wenig Fällen ungünstig erscheint. Auch die Inzidenz und Angabe der Geburtenrate ist nicht sehr sinnvoll, da ebenfalls verfälscht zu hohe Raten ermittelt werden. Insgesamt gesehen liegt Rostock in der Norm und es konnte keine Häufung von bestimmten Herzfehlbildungen festgestellt werden.

Fehlbildungsfallunterteilung

Die 163 Fehlbildungsfälle teilen sich in 55,2% Einfach-, 22,1% Zweifach-, 8% Dreifach-Fehlbildungen, 6,75% Aborte sowie 6,75% Einfach-, 0 Zweifach- und 1,2% Dreifach- mit je einer anderen nicht kardialen Fehlbildung ($\sum$=7,95%) auf. DADVAND et al. (2008), MEBERG et al. (2007) und PRADAT P (1997) nennen einen 23%igen, 22%igen bzw. 15%igen Anteil an nicht kardialen Fehlbildungen im Herzfehlerkollektiv, konnten jedoch keine Assoziationen zwischen bestimmten Fehlbildungen feststellen.

Der Anteil an Mehrfach-Fehlbildungen beträgt 38% bzw. 8,5/1000 Geburten im Gegensatz zu diesem Ergebnis gibt BOSI et al. (2003) eine Prävalenz von 8,6% bzw. 0,4/1000, CALZOLARI et al. (2003) 0,38/1000 und WREN et al. (2000) 0,18/1000 an, was schon einen recht großen Unterschied darstellt. BOSI et al. (2003) untersuchte 2442, WREN et al. (2000) 2671 und CALZOLARI et al. (2003) 1149 Fälle. Vergleicht man nun diese Fallzahlen miteinander, könnte man eine Häufung an Mehrfach-Fehlbildungen erwarten. Demzufolge sollten diese jedoch über einen längeren Zeitraum untersucht werden, denn es kann sich auch lediglich um eine Häufung aufgrund der Datenerfassung eines Perinatalzentrums handeln.

Die Anzahl an Komorbiditäten ist ein sehr guter Parameter hinsichtlich des Outcomes (Prognose, Hospitalisierungszeit, Komplikationen) der Neugeborenen, welcher natürlich sehr stark vom Gestationsalter und dem Mehrlingskollektiv beeinflusst wird, da sowohl Frühgeborene als auch Mehrlinge üblicherweise mehr behandlungsbedürftige Komorbiditäten aufweisen. Des Weiteren sollte an dieser Stelle ebenfalls eine Unterteilung bezüglich des Schweregrades erfolgen, z.B. Hyperbilirubinämie, respiratorische Anpassungsstörung u.a.

4.4.2 Häufigste Fehlbildungen der Lebendgeborenen

Die Ergebnisse sind analog zur Auswertung der Gesamthäufigkeit der Fehlbildungen zu sehen, denn es sind lediglich 8 Fälle mit komplexem Vitium und 3 Fälle mit Trisomie 21 und assoziierter Herzfehlbildung weggefallen. Demnach sind die Einzelhäufigkeiten geringfügig angestiegen.

4.4.3 Häufigste Fehlbildungen bei den induzierten Aborten

Bei 11 (6,75% vom FK) induzierten Aborten (7 männliche und 4 weibliche Feten) wurden insgesamt 19 Fehlbildungsdiagnosen gestellt. Die Diagnosen teilen sich auf in 3 Fälle (27,3%) mit Trisomie 21 mit assoziierter Herzfehlbildung, 3 Fälle (27,3%) mit Trisomie 18 und 5 Fälle (45,5%) mit einem komplexen Vitium cordis. Mit einem Anteil von lediglich 6,75% induzierten Aborten aller kardialen Fehlbildungen liegt Rostock deutlich unter den Angaben der Literatur von ca. 30% terminierter Schwangerschaften (KHOO et al. (2008) 30,1%, HSIAO et al. (2007) 29,1%). Laut KHOO et al. (2008) wurden bei bekannter Diagnose 77,8% der Fälle mit Pulmonalklappenatresie, 61,9% mit HLHS und 40% mit Trikuspidalklappenatresie abgebrochen. Wobei die Gesamtmortalität dieser 3 Fehlbildungen in der Studie bei PA 88,9%, TA 80% und HLHS 66,7% lag.
Nahezu identische Ergebnisse hinsichtlich HLHS liefert die Studie von KHOSHNOOD et al. (2005), lediglich die Gesamtabbruchhäufigkeit beträgt 15,4%. Eine Studie von TENNSTEDT et al. (1999), die induzierte und spontane Aborte sowie Totgeburten umfasste, ergab ein Geschlechtsverhältnis von 1,3 männlichen zu 1,0 weiblichen Feten, einen Gesamtanteil von 66% mit weiteren Herzfehlern, 66% extrakardiale Fehlbildungen und 33% Chromosomenanomalien.
In einer Arbeit von LIN et al. (1999) über einen Erfassungszeitraum von 15 Jahren beginnend 1972 wird beschrieben wie sich der Anteil von induzierten Aborten von 0% bis auf 22% erhöht hat. Der Gesamtdurchschnitt in diesem Zeitraum liegt bei 12%; der Anteil an Chromosomenanomalien mit assoziierten Herzfehlern bei Aborten beträgt 61%, in Rostock respektive 54,5%. CHAOUI et al. (1999) ermittelte einen Anteil induzierter Aborte von 11,3%.

Auch die 4jährige Studie von VIMERCATI et al. (2000) zeigt 10% bis 11% Schwangerschaftsabbrüche bei kardialen Fehlbildungen.

Einerseits ist der niedrige Anteil an ermittelten Aborten womöglich auf die Pränataldiagnostik zurückzuführen, die noch keine 100% Erkennungsrate aufweist. Demzufolge bleiben einige Fehlbildungen, die vermutlich zu einem geplanten Abbruch der Schwangerschaft geführt hätten, unerkannt bzw. es erfolgen keine weiteren Vorsorgeuntersuchungen aufgrund eines diagnostisch gesunden Fetus. Andererseits könnte der Anteil nicht korrigierbarer Herzfehler in Rostock natürlich auch niedriger sein. Schließlich ist auch der ethische und moralische Aspekt als Ursache in Erwägung zu ziehen.

4.4.4 Fehlbildungsverteilung bei Lebendgeborenen Jungen und Mädchen

Es handelt sich insgesamt um 152 Fälle 1. Ordnung (69 Jungen zu 83 Mädchen). Bei den Fällen 1. Ordnung dominiert sowohl bei den Jungen als auch bei den Mädchen der Ventrikelseptumdefekt mit 47,8% (n=33) zu 61,4% (n=51). Das persistierende Foramen ovale liegt bei beiden mit 18,8% (n=13) zu 9,6% (n=8) an zweiter Stelle. Alle übrigen Fehlbildungen zeigen ein ähnliches Bild der Verteilung mit kleinen Vorteilen bei Jungen oder Mädchen, was ebenfalls auch bei den Fällen 2. bis 3. Ordnung zu erkennen ist. CALZOLARI et al. (2003) beschreibt in seiner Studie das Verhältnis von Jungen zu Mädchen bei einigen kardialen Fehlbildungen. (Tab.33)

Tab.33 Geschlechtsverhältnis ausgewählter Herzfehler des Fehlbildungskollektivs im Vergleich zur Studie von CALZOLARI et al. (2003)

Fehlbildungsfälle	Rostock		Calzolari	
	Verhältnis J/Mä	Anzahl	Verhältnis J/Mä	Anzahl
Alle Fehlbildungen	0,83	69/83	1	575/574
Ventrikelseptumdefekt	0,65	33/51	0,87	239/276
ASD II	0,75	3/4	0,71	20/28
Truncus art. Communis	-	0/1	0,9	9/10
Pulmonal Atresie + Stenose	0,75	3/4	1,14	8/7
Transposition der großen Gefäße	-	0/1	2,23	49/22
Fallotsche Tetralogie	-	3/0	1,04	24/23

Die Verhältnisse sind beim VSD und ASD II noch ähnlich, jedoch mit einer weiblichen Dominanz. Eine klare Verschiebung zu einem bestimmten Geschlecht hin, wie zu den Jungen z.B. bei der TGA (CALZOLARI et al. 2003), ist lediglich bei der TOF mit 3 zu 0 Fällen (Jungen/Mädchen) zu erkennen. LIN et al. (2001) untersuchte die Verschlussrate von VSD im ersten Lebensjahr an 74 Neugeborenen, welche ebenfalls eine Geschlechtsverschiebung zugunsten der Mädchen aufwies (0,85 bei 34 Jungen zu 40 Mädchen). Auch SANDS et al. (1999) fand ein doppelt so hohes Risiko für VSD bei Mädchen.

Hinsichtlich der einzelnen Fehlbildungen in Rostock könnte man vermuten, dass die Jungen bezüglich Schweregrad der Fehlbildung leicht im Nachteil sind, denn die Häufigkeiten der Jungen sind führend bei: TOF, ISTA, PA, Linksherzsyndrom und aortopulmonalen Fenster wohingegen die Mädchen bei nahezu allen anderen FK leicht führen. SADOWSKI (2009) erwähnt, das Jungen häufiger eine ISTA, AST, TGA und HLHS aufweisen, Mädchen eher ASD und PDA. Auch PRADAT et al. (2003) und HARRIS et al. (2003) kommt zu einem ähnlichen Ergebnis. Er verglich Daten von 3 großen Geburtsregistern aus Kalifornien, Schweden und Frankreich. Jungen haben demnach 1,7fach häufiger HLHS, 2,3fach TGA, 2,4fach AST, 1,7fach ISTA, 1,6fach DORV und TOF 1,4fach. Mädchen haben häufiger einen unterbrochenen Aortenbogen, ECD und ASD (1,7-, 1,4- und 1,2fach). Alle übrigen kardialen Fehlbildungen weisen keine so großen Geschlechtsunterschiede auf. FORRESTER et al. (2004) kommt zu leicht abweichenden Ergebnissen. So sind bei den Jungen ein unterbrochener Aortenbogen (2,8fach), AST (2,5fach) und TGA (1,4fach) führend, bei den Mädchen hingegen die Lungenvenenfehleinmündung (4,3fach), TOF (1,2fach) und VSD (1,1fach). STEPHENSEN et al. (2002) untersuchte von 1990 bis 1999 alle Fehlbildungen in Island, schloss jedoch kleine ASD und PFO aus und kam im Gegensatz zu anderen Studien zu einem ausgeglichenen Geschlechts-Verhältnis von 1 zu 1. Insgesamt ist in Rostock die Fallzahl jedoch zu niedrig, um eine klare Aussage treffen zu können. Hier bedarf es einer größeren Studie über einen längeren Zeitraum.

4.5 Auswertung kindlicher Daten

4.5.1 Verteilung der vollendeten Schwangerschaftswochen der Lebend- und totgeborenen Einlinge mit Herzfehlbildungen im Vergleich zum Normalkollektiv

Das Spektrum des Gestationsalters im Fehlbildungskollektivs reicht von 25 SSW (n=1) bis 42 SSW (n=1). Die Frühgeborenenrate beträgt 41,3% gegenüber dem Normalkollektiv mit 6,5% und dem Rostocker Geburtenkollektiv mit 8,6%. Im Frühgeborenen-Bereich sind von 34 bis 36 SSW insgesamt 40 Kinder (28,9%) zur Welt gekommen. WEN et al. (2004) beschreibt eine Frühgeborenenrate von 5% bis 11% in Industrieländern, welche seit den frühen 80iger Jahren leicht ansteigt. Allgemein verursachen Frühgeburten bis zu 70% aller Todesfälle bei Neugeborenen und bis zu 75% der neonatalen Morbidität bezogen auf neurologische Defizite in der späteren Entwicklung, Lungenfunktionseinschränkungen und Sehstörungen. Eine Studie aus England (TANNER et al. 2005) zeigt eine 7,3%ige FGR (0,4% <28 SSW, 1,3% <32 SSW, 7,3% <37 SSW) mit einer 20%igen 1Jahres-Sterblichkeit bei den kardiovaskulären Fehlbildungen. Es wurden jedoch ASD, PDA und andere seltene kardiale Fehlbildungen in dieser Studie ausgeschlossen. ANDREWS et al. (2006) untersuchte die FGR bei schweren Herzfehlern, welche eine Behandlung benötigten und schloss kleine VSD und mittelschwere Klappenstenosen aus. Die FGR betrugt 4% mit einer 72%igen Mortalität in der Frühgeborenengruppe und KRAMER et al. (1990) beschreibt ebenfalls, dass bei Kindern mit kardialen Fehlbildungen die FGR nicht erhöht ist. Eine Studie von MALIK et al. (2007) erfasste eine FGR von 17,3% bei kardialen Fehlbildungen und 6,0% im Kontrollkollektiv. Im Gegensatz dazu zeigt eine 6-jährige Studie aus München von STRAUSS et al. (2001) eine 55%ige FGR und eine 28%ige 1Jahres-Sterblichkeit.

Nun stellt sich zusätzlich noch die Frage nach der erhöhten FGR im GK, die möglicherweise auf die verstärkte Zuweisungsrate in das Rostocker Perinatalzentrum zurückzuführen ist. Risikoschwangerschaften sollten eher in der tertiären Klinik entbunden werden, was zu einer Häufung von Frühgeborenen führen könnte.

4.5.2 Verteilung der Schwangerschaftsdauer bei den Einlingen nach induziertem Abort

In 11 Fällen handelt es sich um einen induzierten Abort, 8 fanden dabei bis 25 SSW statt, einmalig ergab die Suche keine Angaben und nach 31 und 35 SSW wurde jeweils noch ein Abort durchgeführt (Mittelwert 25, Median 23). Die Ergebnisse von KHOSHNOOD et al. (2005) weisen ähnliche Werte auf. Im Zeitraum von 1983 bis 1994 betrug der Median 25 SSW, von 1995 bis 2000 24 SSW. Es ist also eine gewisse Tendenz hin zu früheren Aborten zu erkennen, die auf die frühe, verbesserte Pränataldiagnostik zurückzuführen ist.

Im weiteren Zusammenhang ist eine Studie von RAUCH et al. (2005) zu erwähnen, in der 33% der Frauen, bei denen der Verdacht einer allgemeinen Fehlbildung geäußert wurde, die Schwangerschaft abbrachen. Bedeutsam für die Entscheidungsfindung hinsichtlich eines induzierten Abortes sind die frühe Diagnostik, die Identifikation der Fehlbildung sowie die mögliche Letalität des Kindes gewesen. Insgesamt sollte angestrebt werden, dass eine Diagnose sehr frühzeitig gestellt wird, um induzierte Aborte in fortgeschrittenen Schwangerschaftswochen zu vermeiden. Unter einem anderen Gesichtspunkt beschreibt REMPEL et al. (2003) die Entscheidungsfindung der Eltern und die damit verbundenen Probleme. Eltern verstehen zunächst bestimmte Fachtermini nicht und haben eher das Gefühl zu einem Abbruch gezwungen zu werden. Werden Eltern mit dieser Problematik konfrontiert, reagieren sie zunächst unterschiedlich. Die richtige Entscheidung zu treffen fällt ihnen meist schwer, da sie während der Schwangerschaft eine besondere Verbindung zwischen sich und dem Ungeborenen aufgebaut haben. Obwohl heutzutage die Weiterentwicklung der Technik und die damit verbundene Früherkennung von Fehlbildungen einen rechtzeitigen Abbruch ermöglichen, haben Ärzte und Pflegepersonal immer neue Schwierigkeiten bezüglich der Interaktion mit den betroffenen Eltern. So liegt es an ihnen die notwendigen Informationen weiterzugeben und im entsprechenden Maße verständlich zu machen.

4.5.3 Verteilung des Geburtsgewichts der lebend- und totgeborenen Einlinge im Vergleich zum Normalkollektiv und Rostocker Geburtenkollektiv

Die Mittelwerte der Geburtsgewichte im GK und NK sind nahezu gleich (3382g +/-630g und 3390g +/-563g), nur das Geburtsgewicht im FK von 2965g im Mittel (+/-902g) ist deutlich niedriger. Eine Studie aus Saudi Arabien registrierte bei übergewichtigen Müttern im Zusammenhang mit kardialen Fehlbildungen 214 Fehlbildungs-Fälle, welche mit Vergleichsgruppen gepaart und dann nach dem BMI klassifiziert wurden (KHALIL et al. 2008). Dort wurden für normalgewichtige, übergewichtige und stark übergewichtige Mütter folgende Ergebnisse hinsichtlich des Geburtsgewichts der Kinder ermittelt: 2954+/-593g, 2944+/-587g, 3175+/-73g. Auch eine Arbeit von WIECZOREK et *al.* (2008) kommt zu einem Geburtsgewicht von 2908+/-650g im Mittel, wobei das Geburtsgewicht im Durchschnitt von 2099g bei komplexen Herzfehlern bis zu 3221g bei Linksherzdefekten reicht. Dies lässt vermuten, dass das Geburtsgewicht bei Kindern mit kardialen Fehlbildungen im Vergleich zu einem Normalkollektiv reduziert ist.

Für eine genauere Diskussion wird auf das Kapitel 4.11 Klassifikation der Fehlbildungsfälle nach Schwangerschaftsdauer und Geburtsgewicht Lebendgeborener verwiesen.

Verteilung des Geburtsgewichts der Kinder mit Ventrikelseptumdefekt im Vergleich zum Rest der kardialen Fehlbildungen

Die Mittelwerte zeigen das Verhältnis 3134g (VSD) zu 2775g bei den übrigen kardialen Fehlbildungen. Hier ist erkennbar, dass Kinder mit VSD ein höheres Geburtsgewicht aufweisen und diese Werte sich denen der Vergleichskollektive annähern. So sind Kinder mit sehr kleinen VSD klinisch unauffällig, es besteht folglich eine große Chance auf Spontanverschluss des Defektes und die 1Jahres-Sterblichkeit ist sehr gering (AXT-FLIEDNER *et al.* 2006). Das niedrige Geburtsgewicht bei den Kindern mit anderen Herzfehlern lässt eine schlechtere Anpassung und einen höheren Komplexitätsgrad der Fehlbildung mit schlechterem Outcome mutmaßen.

4.5.4 Vergleich der Länge und des Kopfumfangs der Lebend- und Totgeborenen des Fehlbildungskollektivs mit dem Geburtenkollektiv Rostocks und dem Normalkollektiv

Das Fehlbildungskollektiv zeigt hinsichtlich Median und Mittelwert bei Länge und Kopfumfang im Vergleich zum GK und NK nur geringe Abweichungen. Die Standardabweichung ist etwas größer und Länge sowie Kopfumfang fallen im Durchschnitt ca. 1cm geringer aus. In Verbindung mit der höheren FGR und dem niedrigeren Geburtsgewicht entsprechen diese Ergebnisse aber den Erwartungen.

Vergleich von Länge und Kopfumfang der Kinder mit VSD´s mit dem Rest der kardialen Fehlbildungen sowie dem Normalkollektiv

Auch hier zeigt sich ein ähnliches Bild wie schon zuvor beim Gewichtsvergleich. Kinder mit VSD entsprechen hinsichtlich Länge und Kopfumfang eher einem normalen Geburtskollektiv, Kinder mit allen anderen Herzfehlern sind etwas kleiner.

4.5.5 Verteilung der Apgar-Werte der lebend- und totgeborenen Einlinge im Vergleich zum Normalkollektiv und Rostocker Geburtenkollektiv

Laut Literatur stellt insbesondere ein Apgar-Wert ≤ 7 nach 5 Minuten einen Risikofaktor bezüglich Morbidität und Mortalität dar (RIBEIRO *et al.* 2009, SEHDEV *et al.* 1997, CHAUHAN et al. 2005). In diesem Bereich liegen nach 1 bzw. 5 Minuten im FK 28,2% bzw. 15,1% (GK 8,1% bzw. 3,0%; NK 8,3% bzw. 2,3%). In einer populationsbezogenen Studie von THORNGREN-JERNECK *et al.* (2001) wiesen von über 1 Million untersuchten Neugeborene 0,76% einen Apgar-Score < 7 auf. Als signifikante Risikofaktoren für diesen Bereich wurden vaginale Steißgeburt, Geburtsgewicht

>5kg, zweitgeborene Zwillinge, Erstgeburt, mütterliches Alter, Rauchen, Spätgeburt, epidural Anästhesie, Jungen und Geburten während der Nacht ermittelt.

In einer alten Studie von MISRA et al. (1994) wird noch ein sehr großer Wert auf den 10 Minuten Apgar-Wert bezüglich neurologischer Entwicklung gelegt. Sie stellten fest, dass bei Neugeborenen am Termin die Sterblichkeit und die schlechte neurologische Entwicklung umgekehrt mit den 5 und 10 Minuten Werten korrelierten. So stieg die Mortalität und Morbidität im Vergleich vom 5- zum 10-Minuten-Wert beträchtlich an, bei jedoch gleich bleibenden Werten.

WIECZOREK et al. (2008) ermittelte bei kardialen Fehlbildungen für den 1 bzw. 5 Minuten-Apgar einen Median von 8 bzw. 9 und GIBBIN et al. (2003) bestimmte bei Herzfehlern assoziiert mit Bauchwanddefekten einen Median von 7 (1 Minute) bzw. 8 (5 Minuten). In Rostock beträgt der Median jeweils 9 für die jeweiligen Zeitpunkte, was gleich oder geringfügig besser ist und möglicherweise durch den großen Anteil an Septumdefekten (VSD, ASD) bedingt ist.

Des Weiteren weisen 15,2% der Neugeborenen im FK einen Apgar-Wert von 0 bis 6 auf und dies ist als leichte bis schwere Depression zu definieren. In Folge dessen sollten alle Schwangeren mit pränatal diagnostizierten fetalen Fehlbildungen vor der Geburt in eine Geburtsklinik mit neonatologischer Betreuung überwiesen werden. Obwohl einerseits Septumdefekte in der Regel keine spezielle intensivmedizinische Betreuung benötigen. Ist es andererseits essentiell bei Rechtsherz-, Linksherz- und komplexen Fehlbildungen eine frühe Intubation mit mechanischer Beatmung und eine Prostaglandin E1 Therapie durchzuführen, um das Outcome zu verbessern (HOFBECK et al. 1997). Dies kann nur durch die gemeinsame Arbeit von Gynäkologen, Neonatologen und Kinderkardiologen in optimalem Umfang gewährleistet werden.

Dennoch ist an dieser Stelle anzumerken, dass die Apgar-Einteilung zwar immer noch zur Einschätzung der Mortalität und Morbidität eine der besten Methoden ist (CASEY et al. 2001, WEINBERGER et al. 2000), jedoch bei Frühgeborenen (Fehlbildungskollektiv 41,3%) nur eingeschränkten Nutzen hat (MCINTIRE et al. 1999, HEGYI et al. 1998).

Vergleich der Apgar-Werte der Kinder mit VSD mit dem Rest der kard. Fehlbildungen sowie dem Normalkollektiv

Wiederum sind hier Ähnlichkeiten in Bezug auf Gewicht, Länge und Kopfumfang, wie oben erwähnt, festzustellen. Offensichtlich zeigen Kinder mit VSD eine identische Anpassung wie Vergleichskollektive. Für die restlichen kardialen Fehlbildungen wurden leicht schlechtere Apgar-Werte gefunden. Betrachtet man nun die Einzelergebnisse für bestimmte Herzfehler von WIECZOREK et al. (2008), so ist eine gewisse Variabilität abhängig vom Schweregrad der Fehlbildung zu erkennen, denn z.B. beträgt der 1 Minuten Median bei Rechtsherzdefekten 3, bei komplexen Herzfehlern 5 und bei Linksherzdefekten 8 und bei 5 Minuten wurden Medianwerte von 8, 7 bzw. 9 ermittelt.

4.5.6 Verteilung der Nabelschnurarterien-pH-Werte der lebend- und totgeborenen Einlinge im Vergleich zum Normalkollektiv und Rostocker Geburtenkollektiv

Die Kurven der Na-pH-Verteilungen zeigen alle eine leichte Tendenz zum azidotischen Bereich, was schwerwiegende Folgen wie z.B. Enzephalopathie, Multiorganversagen und Krampfanfälle haben kann. ROEMER et al. (2008) fanden dabei einen Grenzwert von pH<7,00, denn Neugeborene mit pH>7,10 seien in ihrer Studie nicht ernsthaft gefährdet gewesen. Zwei weitere Studien von ANDRES et al. (1999) und WILLIAMS et al. (2002) fanden ebenfalls heraus, dass ein pH-Wert<7,00 ein guter Vorhersageparameter für die Morbidität von Neugeborenen ist. Hier soll jedoch von besonderem Interesse zum einen der Bereich pH≤7,00 (NK 0,2% GK 0,3%, VSD 1,4%, FK 2,1%, übrige Herzfehler 3,0%) und zum anderen pH≤7,10 (schwere Azidose) mit folgenden Anteilen sein: GK 0,9%, VSD 1,4%, NK 2,0%, FK 2,9%, übrige Herzfehler 4,7%. Der Anteil bei den kardialen Fehlbildungen ist etwas größer und bestätigt die vermutete höhere Morbidität der Neugeborenen. Häufig werden in der Literatur Apgar und Na-pH-Werte in Verbindung gebracht. Laut DUDENHAUSEN et al. (2007) korrelieren Apgar und Na-pH eng, die Rate der Apgar-1-min-Werte< 7 erhöht sich mit abfallenden Na-pH-Werten. Der Anteil der Apgar-5-min-Werte<7 steigt deutlich mit Na-pH-Werten kleiner 7,00 an. Ziel sollte es sein, Kinder mit normalen pH-Werten zur Welt zu bringen. Weiterhin kann die Neugeborenen-Morbidität bei einem pH-Wert ≤7,00 gut von einem niedrigen 5 Minuten Apgar Wert vorhergesagt werden (SEHDEV et al. 1997). In einer Studie von KITLINSKI et al. (2003) wurde eine negative Korrelation zwischen Gestationsalter und Na-pH-Wert gefunden. So wuchs die OR stetig von 0,6 bei 37 SSW auf 1,5 bei 42 SSW und so war beim Durchschnitts-pH die OR stets konstant, lediglich nach 42 SSW stieg die OR. Es war ebenfalls eine lineare Abnahme bezüglich der Assoziation von Apgar-Werten<7 und pH<7,10 bei steigender Schwangerschaftsdauer zu verzeichnen. Daher sollten ein dem Gestationsalter angepasste Referenzwerte und nicht einfach ein fester Wert pH<7,10 genutzt werden.

Eine Arbeit von VICTORY et al. (2004) zeigt bei Neugeborenen am Termin unter Ausschluss großer Fehlbildungen einen Durchschnitts-pH-Wert von 7,24+/-0,07, was im Vergleich zu den Rostocker Ergebnissen (FK 7,30+/-0,09 bzw. GK 7,29+/-0,07) deutlich niedriger, aber noch nicht im Hochrisikobereich liegt.

Zudem ist gemäß der Untersuchungsergebnisse insgesamt gesehen zu verzeichnen, dass sich nur 5,6% der Kinder mit VSD nicht im Normbereich des Nabelschnurarterien-pH-Wertes befinden, demgegenüber liegen mit 9,2% GK, 9,5% FK, 14,1% restliche kardiale Fehlbildungen und 16,1% NK deutlich mehr Kinder im ungünstigen Bereich. Dies mag daran liegen, dass der Nabelschnurarterien-pH von vielen Faktoren, wie z.B. Geburtsdauer und Plazentadurchblutung, abhängt, die zwar auch mit der kindlichen Morbidität, aber vor allem mit dem Geburtsvorgang an sich zusammenhängen.

4.6 Einfluss mütterlicher und väterlicher Merkmale

4.6.1 Verteilung des Alters der Eltern im Fehlbildungskollektiv

Für die Mütter im FK beträgt der Mittelwert 28,1 Jahre (GK 28,2 bzw. NK 28,9 Jahre) und für die Väter 32 Jahre. Der Häufigkeitsgipfel liegt bei den Müttern mit 8,1% (n=12) bei 33 Jahren. 37,6% aller Mütter sind 30 Jahre oder älter bzw. 16,7% sind 35 oder älter (GK 14,7%, NK 13,8%). Ein Alter von 35 Lebensjahren wird allein schon als Risikoschwangerschaft gewertet. In einer Arbeit von GREWAL et al. (2008) wurde eine Häufigkeit für konotrunkale Herzfehler von 19,3% aller Mütter mit 35 Lebensjahren und mehr sowie ein Mittelwert von ca. 29 Jahren ermittelt, eine Kontrollgruppe mit Kindern ohne jegliche Fehlbildungen wies einen Anteil von 15,6%. Andere nicht kardiale Fehlbildungen zeigten ähnliche oder niedrigere Häufigkeiten. CEDERGREN et al. (2003) ermittelte einen 15,2%igen Anteil für Fallmütter mit (≥35Lebensjahren) und 13,9% bei insgesamt allen Geburten. Eine Studie von HAJDU et al. (2005) über AVSD nennt ein Durchschnittsalter für Mütter von 30,9 Jahren. Laut HINOJOSA CRUZ et al. (2006) betrug das Durchschnittsalter der Mütter 27,3 Jahre in einer Hochrisikogruppe für kardiale Fehlbildungen. FORRESTER et al. (2004) erkannte eine statistisch signifikante Risikoerhöhung bei fortgeschrittenem Mutteralter (≥35LJ) für VSD, ASD, ECD und HLHS. Zu einem ähnlichen Ergebnis kamen auch PRADAT et al. (2003) und HARRIS et al. (2003). Er ermittelte ein höheres Risiko bei älteren Müttern für ECD und TOF und für Mütter, die jünger als 25 Jahre waren, ein erhöhtes Risiko für ASD und Lungenvenenfehleinmündung und eine signifikante Risikoreduktion bei VSD. Zusätzlich ist anzumerken, dass mütterliche und neonatale Komplikationen, wie z.B. höheres Risiko für eine operative Entbindung, niedrigeres Geburtsgewicht, niedrigeres Gestationsalter und reduzierte Apgar-Werte, ab einem Alter von 40 Jahren (FK n=8) stark ansteigen (JAHROMI et al. 2008, STUDZINSKI 2004, ZIADEH et al. 2001).

Für das Vateralter konnte kein Trend erkannt werden, lediglich für die Altersgruppe von 30 bis 34 Lebensjahren wurde eine niedrigere OR=0,68 ermittelt, als erwartet (CEDERGREN et al. 2002). Es kann festgestellt werden, dass das Rostocker Fehlbildungskollektiv den Angaben der angeführten Literatur entspricht. Dennoch gibt es eine geringe Tendenz hin zum sehr jungen bzw. sehr hohem Alter der gebärenden Mütter. Hierbei kann es sich möglicherweise um eine Häufung aufgrund der geringen Fallzahl handeln.

4.6.2 Verteilung der Körperhöhe der Mütter

Die Körperhöhen der Mütter in den einzelnen Kollektiven unterscheiden sich kaum voneinander, lediglich der Median sowie Mittelwert sind im Fehlbildungskollektiv geringfügig größer. Auffällig ist in allen Kollektiven eine vier- Gipfligkeit (160, 165, 168 und 170cm). Vermutlich erfolgt die Beurteilung der Körperhöhe nach subjektiven Massstäben. Aus diesem Grund sollte vielleicht die Körperhöhe standardisiert überprüft werden, um eine tatsächliche Normalverteilung zu erreichen.

4.6.3 Verteilung des Körpergewichts der Mütter zu Beginn der Schwangerschaft im Vergleich zum Geburtenkollektiv und Normalkollektiv

Ein Mittelwert von 65,6kg (GK 66,8kg, NK 66,9kg) und ein Median von 63,0kg (GK 64,0kg, NK 64,0kg) bei geringerer Streuung lassen eine Verschiebung in Richtung niedrigeren Ausgangsgewichts der Mütter aus dem FK signifikant erkennen. MALIK *et al.* (2007) ermittelte ein durchschnittliches Ausgangsgewicht von 68,0kg im kardialen Fehlbildungs- und 66,4kg im Kontrollkollektiv.

4.6.4 Body-Mass-Index (BMI) der Mütter zu Beginn der Schwangerschaft im Vergleich zum Geburtenkollektiv und Normalkollektiv

Studien in den letzten Jahren haben immer wieder ein schwach bis moderat erhöhtes Fehlbildungsrisiko bei mütterlicher Adipositas und eine steigende Prävalenz der Übergewichtigkeit ermittelt (KUCIENE *et al.* 2008, WALLER *et al.* 2007, WATKINS *et al.* 2003). In dieser Studie wurde ein 2fach so hohes Risiko bei übergewichtigen und adipösen Müttern für Herzfehlbildungen gefunden, insbesondere sei das Risiko für Obstruktionen des linksventrikulären Ausflusstrakts erhöht. Sowohl WALLER *et al.* (1994) und QUEISSER-LUFT *et al.* (1998) fanden ein erhöhtes Risiko für TGA (OR 6,2 vs. 4,4).

7,1% der Mütter des FK sind untergewichtig, 70,0% normalgewichtig, 12,9% sind übergewichtig und 10,0% haben eine Adipositas. In Studien von ODDY *et al.* (2009) und MALIK *et al.* (2007) waren 17,9% / 5,9% der Mütter untergewichtig, 54,8% / 50,4% normalgewichtig, 17,9% / 22,0% übergewichtig und 7,2% / 17,8% adipös und es wurde ein 1,3-/2,1fach erhöhtes Risiko für Herzfehler und ein 2,6-/2,4faches Risiko für konotrunkale Defekte errechnet. CEDERGREN *et al.* (2003) ermittelte ebenfalls ein insgesamt 1,4fach erhöhtes Risiko für alle Herzfehler bei Adipositas und veränderter BMI-Klassifikation. Im Kontrast zur Übergewichtigkeit ermittelten sie ein bis zu 1,3faches Risiko für TOF bei untergewichtigen Müttern.

Im Gegensatz zu diesen Ergebnissen konnte in einer Arbeit von KHALIL *et al.* (2008) kein erhöhtes Risiko für kardiale Fehlbildungen bei adipösen Müttern gefunden werden. Es wurden jedoch Mütter mit vorher bekannten Diabetes mellitus und Gestationsdiabetes von der Studie ausgeschlossen.

Weiterhin ist zu ergänzen, dass selbst in Populationen mit einem geringen Risiko ein hoher BMI-Wert mit verlängerter Gestation, höherem Anteil an operativen Entbindungen und neonatolgischer Intensivmedizin, verstärkte Neugeborenenmorbidität und mit einem höheren Risiko für Begleiterkrankungen während der Schwangerschaft einhergeht (SARKAR *et al.* 2007, BHATTACHARYA *et al.* 2007).

4.6.5 Gewichtszunahme der Mütter im Verlauf der Schwangerschaft im Vergleich zum Geburtenkollektiv und Normalkollektiv

Die Durchschnittsgewichtszunahme der Mütter im FK liegt bei 13,0kg (GK 14,9kg, NK 13,0kg). Bei MALIK et al. (2007) legten die Index-Mütter 13,7kg und die Kontrollmütter 14,5kg an Gewicht zu. Laut Literatur wird je nach Ausgangsgewicht eine Gewichtszunahme von 12,5kg empfohlen. 42,1% (GK 28,5%, NK 38,8%) des Fehlbildungskollektivs liegen also unterhalb dieser empfohlenen Richtgröße, 13% (GK 13,6%, NK 16,6%) genau richtig und 44,9% (GK 57,9%, NK 44,6%) oberhalb. In einer Studie von CRANE et al. (2009) haben 17,1% weniger zugenommen, 30,6% die empfohlene Gewichtszunahme erreicht und 52,3% der Mütter mehr als benötigt zugenommen. Außerdem wurde festgestellt, dass die Gewichtszunahme während der Schwangerschaft stark vom Ausgangs-BMI-Wert abhängig war, so haben übergewichtige (BMI: 25 bis <30) und leicht adipöse (BMI: 30 bis <35) Mütter im Durchschnitt 6,7 bis 11,2kg und schwer Adipöse (BMI: ≥40) weniger als 6,7kg an Gewicht zugelegt.

4.6.6 Herkunftsland der Eltern

79,9% der Mütter bzw. 67,8% der Väter gaben als Herkunftsland Deutschland an, bei 12,8% bzw. 24,2% konnten keine Angaben hinsichtlich der Herkunft erhoben werden. So sind der Deutschland-Anteil und die Genauigkeit aufgrund fehlender Angaben und die niedrige Fallzahl verhältnismäßig gering und bei der Aussage anderer Länder (bis zu 8 verschiedene Länder) konnte auch keine Häufung gefunden werden. So haben zahlreiche Studien von NEMBHARD et al. (2009a-d), GREWAL et al. (2008), NEMBHARD et al. (2007), ANTHONY et al. (2005) und BOTTO et al. (2001) gezeigt, dass verschiedene Bevölkerungsgruppen („Weiße", „Farbige", „Lateinamerikaner" etc.) auch ein unterschiedliches Risiko für Fehlbildungen, Morbidität, Frühgeburtlichkeit und Geburtsgewicht aufweisen, auch wenn die Ätiologien dafür teilweise noch ungeklärt bleiben. Beispielsweise sind bei „Weißen" größere Häufigkeiten für TGA und ISTA, dagegen bei „Farbigen" eher für PST und ASD ermittelt worden.

4.7 Risikoverhalten und Risikofaktoren der Mütter in der Schwangerschaft

4.7.1 Alkoholgenuss in der Schwangerschaft

136 (91,3%) der Mütter verneinten die Frage nach dem Alkoholkonsum und 16 (8,7%) gaben eine Einnahme von Alkohol während der Schwangerschaft an.

Einige Studien bestätigen, dass Alkoholkonsum in der Schwangerschaft ein Risikofaktor für Herzfehlbildungen darstellt, andere hingegen konnten kein erhöhtes Risiko feststellen. SANDS et al. (1999), DU et al. (1996) und ROGUIN et al. (1995), die sich mit VSD und deren Risikofaktoren beschäftigten, konnten keine Assoziation erkennen. WATKINS et al. (2003) stellte sogar fest, dass der Anteil hinsichtlich des Alkoholkonsums sowohl in der Fall- als auch Kontrollgruppe nahezu 50% war. SMEDTS *et al.* (2008) nennt ebenfalls einen Anteil von 50% Alkoholkonsum im Fehlbildungskollektiv bzw. 57% im Vergleichskollektiv und konnte kein erhöhtes Risiko erkennen. In einer Studie von GREWAL *et al.* (2008) wurde der Alkoholkonsum hinsichtlich ausgewählter Fehlbildungen (konotrunkale Herzfehler, Neuralrohrdefekte, Kieferspalten) über mehrere Monate sowohl vor Beginn der Schwangerschaft als auch während der Schwangerschaft mit einer Kontrollgruppe verglichen. So tranken in der Herzfehlergruppe einen Monat vor der Schwangerschaft noch 28,8% (26,3% Kontrolle) der Mütter Alkohol und diese Zahl sank im 1. Schwangerschaftsmonat auf 19,1% (16,7%) und auf 6,6% (5,6%) im 2. Monat. Interessant war auch das Ergebnis, dass Mütter im 1. Schwangerschaftsmonat, die weniger als einen „Drink" zu sich nahmen ein 1,5fach höheres Risiko für TGA und ein 1,9faches Risiko für TOF hatten.

Im Gegensatz dazu zeigt eine Studie von PEJTSIK *et al.* (1992) bei Müttern mit regelmäßigem Alkoholkonsum (3,4%) ein 3,5fach erhöhtes Risiko ein Kind mit einem Herzfehler zur Welt zu bringen. Auch in Spanien konnte eine Fall-Kontroll-Studie von MARTINEZ-FRIAS *et al.* (2004) zeigen, dass schon geringe Mengen an Alkohol Fehlbildungen verursachen können und dass das Risiko mit steigender Menge korreliert.

Aufgrund der verschiedenen Literaturangaben sollte eine größere Studie über einen längeren Zeitraum erfolgen, denn der Anteil der Alkohol konsumierenden Mütter ist sehr gering in Rostock und auch bedingt durch die geringe Fallzahl können hier keine eindeutigen Rückschlüsse hinsichtlich eines höheren Herzfehlbildungsrisikos gezogen werden. Aufgrund vermutlich nicht präziser Angaben bleiben vorliegende Ergebnisse ungenau.

4.7.2 Verteilung der Raucherinnen insgesamt und nach dem täglichen Zigarettenkonsum sowie die Einnahme von Drogen

Rauchen während der Schwangerschaft zählt als toxisch für die menschliche Entwicklung und potentiell teratogen.

Im Fehlbildungskollektiv nahmen 6,7% der Mütter Drogen zu sich oder rauchten. Bei gesicherten 139 Fällen betrug der Raucheranteil 24,5%. In 21 (davon 13 fehlenden) Fällen konnten Angaben bezüglich des täglichen Zigarettenkonsums gemacht werden. 1 bis 5 Zigaretten rauchten demnach 38,1% (bzw. 23,5%, wenn man alle Nikotinfälle untersucht), 28,6% (17,7%) 6 bis 10 Zigaretten, 11 bis 15 Zigaretten immerhin noch 14,3% (8,8%) und 16 bis 20 Zigaretten täglich 19% (11,8%) aller Mütter. Mehr als 21 Zigaretten rauchte niemand.

SANDS *et al.* (1999) stellte hinsichtlich Ventrikelseptumdefekte kein erhöhtes Risiko fest. In einer Arbeit von CEDERGREN *et al.* (2003) betrug der Anteil der Raucherinnen bei den Fehlbildungsfällen 15,3% und bei der Kontrollgruppe 15,8%, so dass auch hier kein Unterschied festgestellt werden konnte, wohingegen ein Jahr zuvor (CEDERGREN *et al.* 2002) noch ein erhöhtes Risiko von 1,2 festgestellt wurde, was jedoch nur sehr gering war. WATKINS *et al.* (2003) ermittelte 21%

Raucherinnen in der Fallgruppe im Vergleich zu 16% in der Kontrollgruppe und SMEDTS et al. (2008) nennt ebenfalls einen Anteil von 20% im Fehlbildungskollektiv zu 19% im Vergleichskollektiv, ohne Risikosteigerung.

In einer Studie von GREWAL et al. (2008) wurde das Rauchverhalten hinsichtlich ausgewählter Fehlbildungen (konotrunkale Herzfehler, Neuralrohrdefekte, Kieferspalten) über mehrere Monate sowohl vor Beginn der Schwangerschaft als auch während der Schwangerschaft mit einer Kontrollgruppe verglichen. So rauchten in der Herzfehlergruppe noch einen Monat vor Schwangerschaft 8,4% (10,3% Kontrolle) der Mütter und diese Zahl sank im 1. Schwangerschaftsmonat auf 5,9% (7,7%) und 3,1% (4,6%) im 2. Monat. So konnte für TOF ein ungenau moderat erhöhtes Risiko (1,6fach) für Mütter, die 5 oder weniger Zigaretten täglich rauchten, festgestellt werden. Weiterhin wurde ein reduziertes Risiko beim Rauchen von mehr als 5 Zigaretten für konotrunkale Herzfehler, TGA und TOF (OR=0,5, 0,4 und 0,5) erkannt.

Im Gegensatz dazu zeigt eine Studie von PEJTSIK et al. (1992), dass Mütter mit einem täglichen Zigarettenkonsum von 11-20 Zigaretten, ein 3fach so hohes Risiko haben, ein Kind mit einem Herzfehler zur Welt zu bringen. Auch KÄLLEN (1999) fand eine schwache Assoziation für Rauchen und Herzfehler in der Schwangerschaft, dies hob sich jedoch auf, nachdem der PDA aus der Berechnung ausgeschlossen wurde, obwohl bei der Diagnose des PDA nur Neugeborene am Termin eingeschlossen wurden. Trotzdem wurden für Trunkus-Defekte, ASD und PDA erhöhte Risiken festgestellt (OR=1,23, 1,63 und 1,30). TORFS et al. (1999) fand ein erhöhtes Risiko für AVSD, TOF und ASD (OR=2,3, 4,6 und 2,2). Eine aktuelle Arbeit von KARATZA et al. (2009) zeigt ein Gesamtrisiko von OR=2,7 und weist darauf hin, dass die Inzidenz für neonatale Herzfehler mit der Zigarettendosis steige. WOODS et al. (2001) kommt zu einer Gesamtrisikoerhöhung von OR=1,56 bei kardialen Fehlbildungen.

Die Frage nach dem Drogenkonsum lässt sich nicht eindeutig für das Rostocker Fehlbildungskollektiv beantworten, da detaillierte Angaben fehlen, dennoch wird sowohl mütterlicher als auch väterlicher Drogenkonsum also Risikofaktor für Herzfehlbildungen angesehen und die Risikoerhöhung schwankt zwischen 2- bis 12fach (JENKINS et al. 2007).

Insgesamt gesehen liegt Rostock im Normbereich, doch die Einzelauswertung bei lediglich 21 Fällen scheint wenig sinnvoll zu sein, obwohl auch diese Resultate ähnlich zu einem Vergleichskollektiv sind. Gemäß den Literaturangaben werden verschiedene Ergebnisse ersichtlich, während einige Studien kein erhöhtes Risiko feststellten, zeigten andere sogar eine Risikoreduktion und eine letzte Gruppe führte ein leicht erhöhtes Risiko auf das Rauchen während der Schwangerschaft zurück.

4.7.3 Medikation in der Schwangerschaft

Dauermedikation

Die häufigsten Dauermedikamente sind gegen die Erkrankung der Schilddrüse 4,7%, den Diabetes mit 3,5% und das Herz- Kreislaufsystem mit 2,7% eingenommen worden. 84,4% der Mütter hatten keine Dauermedikation und in 3,3% konnten keine Angaben gefunden werden.

Eine Studie von CEDERGREN et al. (2002) zeigt ein erhöhtes Risiko bei der Verwendung von Schilddrüsen Medikamenten, NSAR, Antibiotika, Antikonvulsiva und Beruhigungsmitteln (OR= 2,94; 2,46; 1,35, - und 1,30). Nahezu gleiche Ergebnisse ermittelte auch JENKINS et al. (2007). Bei der Einnahme von Herz- Kreislaufmedikamenten bestehe jedoch kein erhöhtes Risiko für kardiale Fehlbildungen.

Zusatzpräparate

Unter Zusatzpräparaten werden nachfolgend Nahrungsergänzungsmittel verstanden (Die Folsäureeinnahme wird im folgenden Kapitel behandelt).

Insgesamt konnten in 119 Fällen (79,9%) Angaben bezüglich der Einnahme von Zusatzpräparaten ermittelt werden. 14,8% (n=22) der Mütter verneinten die Frage nach zusätzlichen Präparaten während der Schwangerschaft und in 30 Fällen gab es keine Angaben. So nahmen dennoch mindestens 97 Frauen (65,1%) ein Präparat in der Schwangerschaft. Allen voran wurde von 24,2% der Betroffenen Magnesium eingenommen, 22,1% nahmen Kombipräparate aus Eisen mit Magnesium ein. 6% und 2% der Mütter nahmen nur Eisen bzw. Jod zu sich. Interessanterweise hatten 84 der 149 Mütter Magnesium als Nahrungsergänzungsmittel allein oder mit anderen Vitaminen/Spurenelementen auf ihrer Ernährungsliste aufgeführt.

Zahlreiche Studien haben belegt, dass die Einnahme von Zusatzpräparaten wie Vitamine und Mineralstoffe das Risiko für Fehlbildungen, frühe Neugeborenensterblichkeit, Frühgeborene, niedriges Geburtsgewicht (SGA), Präeklampsie reduzieren und das Geburtsgewicht sogar steigern kann (BAKER et al. 2009, SCHOLL 2008, ZENG et al. 2008, ZAGRE et al. 2007, VERKLEIJ-HAGOORT et al. 2006a, HAIDER et al. 2006). Ein Eisendefizit verursacht eine Anämie, die wiederum das Risiko einer Blutungsneigung während der Schwangerschaft erhöht, doch die Effekte für die fetale Entwicklung und das Geburtsresultat bleiben unklar. Iod hat eine direkte Verbindung mit der Schilddrüsenfunktion, ein Mangel führt zu Kretinismus oder Frühgeburtlichkeit. Magnesiumdefizite äußern sich in Präeklampsie, gesteigerter Frühgeborenenrate und niedrigem Geburtsgewicht. Calciummangel wird häufig mit abnormaler Fetalentwicklung, Schwangerschaftshypertonie und Frühgeburtlichkeit assoziiert. Hypovitaminosen wirken sich ebenfalls ungünstig auf die Fetalentwicklung und Schwangerschaft aus, gleiches gilt ebenfalls für Hypervitaminosen, die sogar toxische Wirkungen haben können (BLACK 2001). Aus diesem Grund wird z.B. der Nutzen von Vitamin E kontrovers diskutiert. Es wurde auf der einen Seite ein positiver Effekt auf die Reduktion von Präeklampsie nachgewiesen (RUMBOLD et al. 2005) und auf der anderen Seite verursachte eine Vitamin E-Überdosierung (>14,9mg/Tag) ein 9fach höheres Risiko für Herzfehler

(SMEDTS et al. 2009). VERKLEIJ-HAGOORT et al. (2006b) ermittelte ein 2faches Risiko für kardiale Fehlbildungen bei Vitamin B12 Mangel.

PINTO et al. (2009) untersuchte in einer Studie die genauen Einnahmen von Fett, Vitaminen und Mineralstoffen sowie Folsäure. Eisen nahmen demnach 1,6% der Mütter präkonzeptionell ein, steigerte sich dann auf 42,2% im ersten bis hin zu 75,9% im dritten Trimester. Magnesium nahm keine Mutter vor der Schwangerschaft zu sich, vom ersten 12,0% bis zum dritten 36,1% Trimester war aber dennoch ein Anstieg zu erkennen. Meist sei die optimale Zufuhr von Vitaminen und Mineralstoffen schon vor der Schwangerschaft eingeschränkt, dies steigere sich dann noch während der Schwangerschaft, obwohl zahlreiche werdende Mütter schon versuchen diese Defizite auszugleichen. Eine Studie von SNOOK PARROTT et al. (2009) konnte bei Müttern, die ein finanziell eingeschränktes Budget zur Verfügung hatten, einen positiven Effekt von Müsliverzehr auf den Schwangerschaftsausgang verzeichnen. Dies sei eine einfache, sichere und preiswerte Alternative und könnte Defizite gut ausgleichen.

Die vorliegenden Ergebnisse haben gezeigt, dass es während der Schwangerschaft bei einer Mehrzahl der Mütter noch immer große Mängel in der Ernährung und der optimalen Versorgung mit Nahrungsergänzungsstoffen herrschen. So sollte jede werdende Mutter eigenverantwortlich handeln und ihrem Ernährungsplan Vitamine und Mineralstoffe hinzufügen, um Schwangerschafts-, Entwicklungs- und Geburtsrisiken zu minimieren.

Folsäureeinnahme

Die perikonzeptionelle Folsäureeinnahme hat in zahlreichen Studien eine Risikoreduktion für NTD gezeigt und soll ebenfalls potentiell das Herzfehlbildungsrisiko senken. Außerdem wird häufig über Risiken, wie Induktion von Mehrfachfehlbildungen, das vermehrte Auftreten von Mehrlingen und die erhöhte Neigung zu Fehlgeburten, diskutiert, die sich jedoch nicht bestätigen ließen (BAILEY et al. 2005, KOLETZKO et al. 2004, CZEIZEL et al. 2003, BLACK 2001, BERRY et al. 1999).

In der vorliegenden Studie nahmen 5,4% der Mütter Folsäure schon vor der Schwangerschaft ein und in einem Fall (0,7%) ist eine erhöhte Dosiseinnahme dokumentiert. 60,3% begannen die Folsäureeinnahme nach dem bekannt werden der Schwangerschaft. Demzufolge nahmen insgesamt fast zwei Drittel (66,4%) aller Mütter während der Schwangerschaft Folsäure ein. Das heißt, überwiegend ist mit einem perikonzeptionellen Folsäuremangel zu rechnen.

SMEDTS et al. (2008) ermittelte einen Anteil von 20% Multivitamin- und Folsäureeinnahme zu Beginn der Schwangerschaft, der dann auf 49% während der Schwangerschaft anstieg.

MARTINEZ-FRIAS et al. (2004) bestätigte diese Daten. Lediglich 17,4% der Mütter nahmen vor der Schwangerschaft Folsäure ein, 71,1% begannen die Zufuhr nach bekannt werden der Schwangerschaft, wobei dieser prozentuale Anteil auch erst in den letzen Jahren gestiegen ist und 11,5% der Mütter nahmen gar keine Vitamine zu sich. Außerdem betrug die Folsäuredosis bei über 70% 4mg oder mehr, was schon deutlich höher als empfohlen ist. Gegenwärtig werden 4-

5mg z.B. bei maternaler Epilepsie oder einem zuvor geborenen Kind mit Neuralrohrdefekt empfohlen.

Eine kanadische Studie von IONESCU-ITTU et al. (2009) über die Folsäureanreicherung von Getreideprodukten kommt zu dem Ergebnis, dass die Gesamt-Prävalenz im Durchschnitt bei schweren Herzfehlern von 1,64/1000 (vor Anreicherung) auf 1,47/1000 (nach Anreicherung) im 16jährigen Zeitraum gesunken ist. Außerdem sei die jährliche Prävalenz von 6,8% signifikant auf 6,2% gefallen. Auch PRSA et al. (2009) zeigt bei einem Vergleich von 2 Beobachtungszeiträumen (1993-96 und 1999-2002) vor und nach Getreideanreicherung mit Folsäure in der Provinz Quebec die sinkende Prävalenz acht großer Herzfehlbildungen von insgesamt berechnet 11,7/10.000 (vor Anreicherung) auf 10,6/10.000 (nach Anreicherung). CZEIZEL 2004 versucht in einer großen populationsbezogenen Studie die Frage nach der Folsäure-Dosis (Dosis von 5mg oder ein Multivitaminpräparat mit einem Folsäureanteil von 0,4-0,8mg) hinsichtlich der Risikoreduzierung zu klären. Er kommt zu dem Schluss, dass das Multivitaminpräparat mit 0,8mg (OR=0,57) gegenüber der Hochdosis (OR=0,81 1. Monat, OR=0,75 2. Monat) einen größeren Nutzen bezüglich kardiovaskulärer Fehlbildungsreduktion aufweist, insbesondere VSD (CZEIZEL et al. 2004). Eine Metaanalyse von GOH et al. (2006) in der 92 Studien identifiziert wurden und 41 die nötigen Kriterien erfüllten, kamen zu einer Risikoreduktion für Herzfehler von 0,61 bis 0,78 abhängig vom Studiendesign. BOTTO et al. (2000) ermittelte in einer großen Studie eine Gesamtreduktion für Herzfehler von 0,76 und bei Ausflusstrakts-Defekten sogar 0,46. Außerdem könnten allein durch den täglichen Multivitaminverzehr und Folsäure während der Schwangerschaft weltweit 700 bis 1700 Herzfehler verhindert werden (BOTTO et al. 2004). Auch VAN BEYNUM et al. (2009) konnte in einer aktuellen holländischen Studie eine Risikoreduktion von fast 20% für kongenitale Herzfehler durch die tägliche Folsäurezufuhr von ≥0,4mg erkennen.

Im Gegensatz dazu zeigt die Arbeit von BOWER et al. (2006) keine Risikoreduktion für kardiale Fehlbildungen durch die Folsäureeinnahme, lediglich Lippen-Kiefer-Gaumenspalten und andere große Fehlbildungen konnten reduziert werden. Es wurde weiterhin festgestellt, dass die Prävalenz von Herzfehlern über die Jahre gestiegen ist, obwohl die Möglichkeit einer freiwilligen Anreicherung von Nahrungsmittelergänzungsstoffen gegeben war, denn bei NTD erfolgte eine Prävalenzreduktion über die Jahre. WERLER et al. (1999) ermittelte eine OR von 1,0 für Ausflusstrakts-Defekte und 1,2 für VSD, somit konnte auch keine Risikoreduktion festgestellt werden.

Schließlich bleibt das optimale Verhältnis hinsichtlich einer Reduktion der Geburtenprävalenz für schwere Herzfehler und die Dosis-Effekt-Relation der Folsäureeinnahme noch unklar. Dennoch werden für alle werdende Mütter Multivitaminergänzungsstoffe mit 0,4-0,8mg Folsäureanteil, eine gesunde Ernährungsweise und gesunder Lebensstil angeraten, um das Risiko für Fehlbildungen so gering wie möglich zu halten (WENDERLEIN 2007, TÖNZ 2002, RIE 2001, BERGMANN et al. 1997). In Deutschland wird allen Frauen, die schwanger werden könnten, geraten, zusätzlich zur normalen Ernährung 0,4mg synthetische Folsäure pro Tag zu sich zu nehmen (RKI 2007, DGE 2004).

Es könnte auch, wie von WILSON et al. (2007) empfohlen, eine Unterteilung der Mütter in 3 Gruppen (Gruppe 1: Mütter ohne Gesundheitsrisiken, gute Compliance, Folsäure 0,4-1,0mg, Beginn 2-3 Monate präkonzeptionell; Gruppe 2: Mütter mit Gesundheitsrisiken, wie Epilepsie, insulinabhängiger Diabetes, Adipositas, familiären Fehlbildungen, Folsäure 5mg, Beginn 3 Monate präkonzeptionell; Gruppe 3: Mütter mit schlechter Compliance, schlechten Lebensgewohnheiten, mögliche Teratogeneinnahme (Alkohol, Nikotin, Drogen), Folsäure 5mg, nach bekannt werden der Schwangerschaft) mit angepasster Dosierung von Folsäure und Vitaminpräparaten abhängig vom Risiko- und Compliance-Level erfolgen, um das Outcome zu verbessern.

Ein weiterhin großes Problem bleibt jedoch der Zeitpunkt des Einnahmebeginns, der häufig zu spät ist und der tatsächliche Einnahmeanteil während der Schwangerschaft, der in der Bevölkerung noch immer viel zu niedrig ist (PINTO et al. 2009, QUEISSER-LUFT et al. 2006).

4.7.4 Erkrankungen der Mütter

76% der Mütter aus dem Fehlbildungskollektiv waren gesund, 4% hatten Schilddrüsenerkrankungen, 3,4% Asthma bronchiale, 2,7% Diabetes mellitus Typ I/II, 2% arterielle Hypertonie und 1,4% Epilepsie.

Wie unter 4.7.3 erklärt, gelten Schilddrüsenerkrankungen schon alleine durch die Therapie an sich, als Risiko für kardiale Fehlbildungen. In einem Artikel von Fr. Dr. HERBERHOLD 1997 wird darauf hingewiesen, dass Schwangere häufig unter Jodmangel und einem Kropf leiden. So hätten im 1. Trimenom 30%, im 2. 50% und im 3. sogar zweidrittel aller werdenden Mütter eine vergrößerte Schilddrüse. Unter besonders großen Kröpfen leide die Entwicklung des Fetus besonders, denn sie werden kleiner, weisen eine Trinkschwäche auf und die Frühgeborenenmortalität sei aufgrund von Lungenunreife besonders hoch. Dennoch stellt CEDERGREN et al. (2002) in seiner Studie fest, dass Schilddrüsenerkrankungen sowohl im Fehlbildungskollektiv, als auch Vergleichskollektiv mit gleicher Häufigkeit aufgetreten sind und es zu keiner Risikoerhöhung kam.

Der vorher bekannte Diabetes mellitus ist während der Schwangerschaft mit einem breiten Spektrum an kardialen Fehlbildungen, wie TGA, AVSD, VSD, HLHS und Kardiomypathie, assoziiert und erhöht das Risiko für Herzfehler bis zu 5fach (KUCIENE et al. 2008, KLEINWECHTER et al. 2007, NIELSEN et al. 2005, WREN et al. 2003). In einer Arbeit von KLEINWECHTER et al. (2007) betrug die Diabetes-Häufigkeit aller Schwangeren 0,76% mit steigender Tendenz bei gleich bleibender Geburtenrate. Einen Anteil von 0,74% bei Nichtdiabetikern nennt auch WREN et al. (2003) und 3,6% der Mütter im Fehlbildungskollektiv haben Diabetes. Laut LOFFREDO et al. (2001) soll auch die Neugeborenen-Sterblichkeit erhöht sein. Der Anteil betrug in dieser Studie 39% (23/59) bei diabetischen Müttern und 17,8% (520/2434) bei gesunden Müttern. Weiterhin hatten die Kinder häufiger zusätzlich extrakardiale Fehlbildungen, wurden zu früh geboren und hatten ein niedriges Geburtsgewicht.

Man vermutet, dass die Ursache für das erhöhte Risiko ein zu hoher Blutglucose-Spiegel ist, der die Glykolyse inhibiert, die wiederum der wichtigste Prozess der Energiegewinnung während der Embryogenese darstellt. Außerdem soll eine Hyperglykämie direkten Einfluss auf Neuralleisten-Zellen haben, die maßgeblich an der Herzentwicklung beteiligt sind (KUCIENE *et al.* 2008, ROEST *et al.* 2007, JENKINS *et al.* 2007). Aufgrund der steigenden Prävalenz von Gestationsdiabetes bei gebärfähigen Müttern und dem zunehmenden Alter sollten effiziente Präventionsstrategien und frühzeitiges Erkennen der Erkrankung eine wichtige Rolle spielen, denn häufige Blutzuckerkontrollen und ein optimaler Blutzuckerspiegel können zu einer Risikosenkung auf das Level von nichtdiabetischen Müttern führen (KUCIENE *et al.* 2008, JENKINS *et al.* 2007, KLEINWECHTER *et al.* 2007, LOFFREDO *et al.* 2001).

CEDERGREN *et al.* (2002) konnte keine Häufung von kardialen Fehlbildungen bei Müttern mit Asthma, Epilepsie, Darmerkrankungen, Harnwegsinfekten, systemischen Lupus erythematosus und Herz-Kreislauferkrankungen erkennen.

Hinsichtlich der Epilepsie ist bekannt, dass das Risiko für Fehlbildungen erhöht, jedoch noch nicht eindeutig geklärt ist, ob die Ursachen die vermutlich teratogenen Antikonvulsiva, deren Interaktion mit dem Folsäuremetabolismus oder die mütterlichen Krampfanfälle allein sind (JENKINS *et al.* 2007, BARRETT *et al.* 2003, SAMREN *et al.* 1999).

Weitere Erkrankungen, die das kardiale Fehlbildungsrisiko erhöhen, sind Phenylketonurie und Infektionskrankheiten, insbesondere Rubella-Viren und Influenza (JENKINS *et al.* 2007).

4.7.5 Vorausgegangene Schwangerschaften im Vergleich mit dem NK

Hinsichtlich vorausgegangener Lebendgeburten, Totgeburten, Abbrüche und induzierte Aborte sind sowohl die Ergebnisse des Fehlbildungskollektiv als auch des Normalkollektiv nahezu identisch.

Auch andere Studien kommen zu ähnlichen Ergebnissen (Tab.34). Geringe Abweichungen erreichten jedoch keine Signifikanz bezüglich der Odds Ratio (GREWAL *et al.* 2008, CEDERGREN *et al.* 2003, CEDERGREN *et al.* 2002).

Auffällig ist lediglich die Verteilung der vorausgegangen Schwangerschaften in den einzelnen Studien, ist Gesamtdeutschland (Rostock) noch relativ gleich auf mit den beiden schwedischen Studien (Cedergren), so zeigt die kalifornische Studie (Grewal) eine völlig andere Verteilung. Bei GREWAL *et al.* (2008) handelte es sich um eine Fall-Kontroll-Studie mit 323 Fall- und 700 Kontrollmüttern und einem standardisierten Fragebogen. Möglicherweise haben kalifornische Familien mehr Kinder als europäische Familien, wobei die Ergebnisse hinsichtlich 2 und mehr Kinder in Schweden ähnlich denen in Kalifornien sind. Angesichts der Daten aus Deutschland könnte man Rückschlüsse auf geburtenschwache Jahrgänge ziehen.

Tab.34 Übersicht über vorausgegangene Schwangerschaften im Vergleich

	Rostock (Dtld.)		Cedergren 2002 (S)		Cedergren 2003 (S)		Grewal 2008 (Ca/USA)	
	FK(%)	NK(%)	Fall(%)	Kontroll(%)	Fall(%)	Kontroll(%)	Fall(%)	Kontroll(%)
Lebendgeburten								
0	48,3	48,8	35,7	41,4	41,9	41,1	23,9	29,6
1	33,6	34,1	33,8	32,6	34,7	36,3	26,3	27,0
2	9,4	11,5	20,8	17,4	16,0	15,4	20,7	19,6
≥3	8,7	5,6	9,7	8,6	7,4	7,2	29,1	23,8
Totgeburten								
0	99,3	99,3	98,1	98,3				
≥1	0,7	0,7	1,9	1,7				
Abbrüche								
0	87,2	91,2	75,8	79,4				
1	10,1	7,3	18,2	15,1				
2	2,0	1,2	4,5	4,0				
≥3	0,7	0,3	1,5	1,5				
induzierte Aborte								
0	81,2	83,6	83,3	84,9				
1	14,8	13,0	14,5	13,0				
≥2	4,1	3,4	2,2	2,1				

4.8 Fehlbildungen in der Familie

1,3% der Mütter hatten ein Vitium cordis und je eine Mutter (je 0,7%) eine Lippen-Kiefer-Gaumenspalte bzw. eine angeborene Beinverkürzung. Je 2 (1,3%) Väter haben Nierenfehlbildungen bzw. einen Katarrakt kongenitale und insgesamt 2 (1,3%) Väter haben eine kardiale. So beläuft sich der Gesamtanteil mit eigenen Herzfehlern bei den Eltern auf 2,6%. Insgesamt haben 3 (2,4%) Kinder (bzw. Geschwister) eine Herzfehlbildung.

In der Literatur sind häufig Assoziationen zwischen Verwandten und dem Wiederauftreten von kardialen Fehlbildungen beschrieben. Eine Studie von LOFFREDO et al. (2004) bezieht sich auf HLHS, ISTA und TGA und nennt bei Verwandten 1.Grades bis zu 19,3% HLHS, 9,4% ISTA und 2,7% TGA Wiederkehrungsraten. So wurde für HLHS eine OR von 6,8 und für ISTA von 3,9 ermittelt, was ein enges Fehlbildungsrisiko zwischen Verwandten und Neugeborenen darstellt. Laut SCHUMACHER et al. (2007) beträgt die Wahrscheinlichkeit für das Auftreten eines AHF bei einem elterlichen Herzfehler 2%-4%, bei einem Herzfehler der Mutter 6%-16%, des Vaters 3%-7,3%, eines Geschwisters 1%-4% und bei zwei Geschwistern 10%.

In einer Arbeit von ROMANO-ZELEKHA et al. (2001) betrug die Prävalenz bei Eltern mit eigener Fehlbildung im Fehlbildungskollektiv 3,1% zu 1,3% in der Kontrollgruppe und es wurde ein 1,7faches Risiko ermittelt. Weiterhin wurde festgestellt, dass das Risiko für Mädchen (2,3) größer als für Jungen (1,3) sei. Laut OYEN et al. (2009) beträgt das Wiederkehrungsrisiko bei Verwandten 1.Grades für konotrunkale Defekte 11,7, AVSD 24,3, linksventrikuläre Ausflusstraktsobstruktion 12,9, rechtsventrikuläre Ausflusstraktsobstruktion 48,6, isolierten ASD 7,1 und isolierten VSD 3,4, dass Gesamtrisiko für den gleichen Defekt 8,1 und 2,7 für einen anderen Herzfehler.

HINOJOSA CRUZ et al. (2006) ermittelte einen Anteil von 3,8% Eltern mit einer Herzfehlbildung. CALZOLARI et al. (2003) kommt zu ähnlichen Ergebnissen. Für das Gesamtgut wurde ein 2,3%iger Anteil gleicher Fehlbildungen und 2,0%iger Anteil einer anderen Herzfehlbildung bei Verwandten ermittelt. Im Detail betrug bei VSD der Anteil 1,5% VSDs und 2,2% andere Herzmanifestationen. In einer Familie soll ein isolierter VSD sogar in 3 Generationen aufgetreten sein. TOF hat mit 9,7% einen großen Anteil. Extrakardiale Fehlbildungen seien in 1,6% der Fälle aufgetreten. So wurde eine OR zwischen 1,1 und 10,7 für bestimmte Fehlbildungen ermittelt.

Rostock hat einen 2,6%igen Elternanteil mit AHF und einen insgesamt 5,0%igen Anteil bei Verwandten 1. Grades, wenn man die Herzfehlbildungen der eigenen Kinder noch hinzuzählt. Es tritt also keine Häufung von familiären Fehlbildungen auf. Dennoch kann Eltern, von denen ein Partner eine Herzfehlbildung aufweist, nur empfohlen werden, ein genetisches Beratungsgespräch vor der Schwangerschaft oder pränatal in Anspruch zu nehmen, um über die potentielle Gefahr einer kardialen Fehlbildung ihres Kindes aufgeklärt zu werden.

4.9 Schwangerschaftsentstehung und Pränatal-Diagnostik

4.9.1 Entstehung der Schwangerschaften

4,3% (7/163) aller Schwangerschaften im Fehlbildungskollektiv wurden induziert. Mit je 3 Fällen (je 1,8%) liegen die ICSI und die IVF an erster Stelle und eine (0,6%) Schwangerschaft wurde durch Hormone induziert.

In der Literatur wird ein Fehlbildungsanteil von 3 bis 9% nach ICSI und 2 bis 9% nach IVF angegeben (BONDUELLE et al. 2005, LIE et al. 2005, HANSEN et al. 2005, KATALINIC et al. 2004, SUTCLIFFE et al. 2003, HANSEN et al. 2002). Beim Risiko im Verhältnis zu Kontrollgruppen werden Raten von 0,7 bis 2,0 genannt, wobei die aussagekräftigste Studie von KATALINIC et al. (2004) eine 30%ige Risikoerhöhung ermittelte.

KOIVUROVA et al. (2002) nennt ein 4fach erhöhtes Risiko für Herzfehlbildungen, insbesondere von Septumdefekten, nach IVF und KURINCZUK et al. (1997) fand eine 4fach erhöhte Fehlbildungsrate für große kardiale Fehlbildungen nach ICSI, wobei letztere Daten eher fraglich sind, weil es sich dabei um eine durchgeführte Re-Analyse mit einer anderen Fehlbildungsklassifikation handelte. Eine aktuelle Studie aus den USA von REEFHUIS et al. (2009) nennt ähnliche Angaben. Das Risiko für Septumdefekte betrage insgesamt 2,1 und für die übrigen untersuchten Herzfehler betrug es zwischen 1,4 und 3,0.

Aufgrund dieser Datenlage erscheint es unwahrscheinlich, dass die Zeugung durch ICSI das Fehlbildungsrisiko im Vergleich zur IVF erhöht, es kann jedoch nicht gänzlich ausgeschlossen werden, dass eine Risikoerhöhung hinsichtlich großer Fehlbildungen durch ICSI bzw. IVF gegenüber einer natürlichen Zeugung erfolgt. Weiterhin ist nicht eindeutig geklärt, ob die Ursache in den genetischen Voraussetzungen der Eltern oder in der Methodik der künstlichen Befruchtung an sich zu suchen ist (BERTELSMANN et al. 2008, LUDWIG et al. 1999, ENGEL et al. 1998).

Weitere Risiken für Kinder nach IVF/ICSI sind Frühgeburtlichkeit, niedriges Geburtsgewicht, erhöhte Komorbidität und eine Mehrlingsschwangerschaft (MCDONALD et al. 2009a, MCDONALD et al. 2009b, MCDONALD et al. 2005, KOIVUROVA et al. 2002)

4.9.2 Diagnostik allgemein

In Deutschland hat jede werdende Mutter die Möglichkeit das Angebot von drei Routineuntersuchungen nach den Mutterschaftsrichtlinien in Anspruch zu nehmen. Entscheidend ist die zweite Ultraschalluntersuchung zwischen 19 und 22 SSW zur Abklärung der Organanlagen. Eine weitere Sonographie folgt im Zeitraum von 29 bis 32 SSW, wo die Organe auf ihre Funktion und das Wachstum überprüft werden. Zusätzliche sonographische Untersuchungen werden nur bei klinisch gestellter Indikation angeordnet. Eine Fruchtwasseruntersuchung ist routinemäßig nicht obligat (MEYER-WITTKOPF et al. 2003).

Der Triple-Test war in 12,2%, die PAPP-A/Beta-HCG-Bestimmung in 15,4% pathologisch, 35,6% bei der AFP-Bestimmung waren normal, ein pathologisches Ergebnis trat nicht auf und die Nackenfaltenuntersuchung lieferte in 77,3% ein normales Ergebnis, ein Fall (0,6%) war pathologisch.

Eine Studie von TANSKI et al. (1999) kam zu keinem signifikanten Unterschied hinsichtlich der Inzidenz großer Fehlbildungen von Patienten mit positivem Triple-Test im Vergleich zu solchen mit negativen Ergebnissen. WITTERS et al. (2001) stellt jedoch fest, dass der positive Triple-Test eine Gruppe von Schwangerschaften selektiert, die erhöhte Risiken für schwerwiegende Multiple Fehlbildungssyndrome oder nummerische Chromosomenveränderungen aufweisen, welche dann in weiteren Untersuchungen abgeklärt werden können. CANICK et al. (2005) ergänzt zum Triple-Test noch Inhibin A und das Mutteralter und erreicht damit eine Detektionsrate von 80% mit 5% Falsch-Positiven Ergebnissen beim Down-Syndrom und stellt fest, dass es ein wichtiges Tool in der Geburtshilfe darstellt. Eine aktuelle Studie von YUAN et al. (2009) entdeckte, dass veränderte Serum-AFP-Werte im 2. Trimester mit ebenfalls abnormalen anderen Schwangerschaftsmarkern eine starke Beziehung zur Frühgeburtlichkeit aufweist. Erhöhte AFP-Werte alleine hätten diesen Effekt nicht. MIZEJEWSKI 2003 zeigt in seinem Review, dass die Rolle des Serum-AFPs während der Schwangerschaft und Perinatalperiode eine hochkomplexe Angelegenheit darstellt und dass sich das Level der AFP-Werte ständig verändert. Weiterhin ist AFP hinsichtlich kardialer Fehlbildungen allein kein Indikator für das Fehlbildungsrisiko. BORRELL et al. 2007 untersuchte zahlreiche Mütter zwischen 14 und 19 SSW bezüglich Down-Syndrom mittels Nackentransparenz, AFP und beta-hCG und kam zu dem Schluss, dass diese Kombination der Pränataldiagnostik das Screening verbessert und die invasive Diagnostik in Nichtrisikoschwangerschaften um 46% reduzieren könnte, ohne die Detektionsrate für Trisomie 21 oder andere Anomalien zu beeinflussen. Außerdem könnte es die relativ ungenauen Parameter Inhibin A und E3 ablösen.

Laut SANCKEN (2000) weist PAPP-A deutlich niedrigere Serumwerte bis 14 SSW bei allen fetalen nummerischen Chromosomenanomalien auf und in Verbindung mit Beta-hCG werden annähernd gleiche Detektionsraten wie beim Triple-Test erreicht. Doch eine noch höhere Effizienz wird durch die Ergänzung eines sonographischen Parameters erreicht. Eine polnische Multizenter-Studie von BOROWSKI et al. (2007) konnte eine positive Korrelation zwischen PAPP-A und vergrößerter Nackentransparenz bis 14 SSW bei Ungeborenen mit Chromosomenanomalien und Herzfehlern demonstrieren.

SOUTER et al. (2002) versuchte ebenfalls eine Beziehung zwischen 2. Trimester-Screening, Ultraschall und Trisomie 21 herzustellen und stellte fest, dass Ultraschall und Biomarker unabhängig voneinander sind. Dennoch konnten einige signifikante Korrelationen festgestellt werden, die an Bedeutung gewinnen, falls in der Pränataldiagnostik sowohl Ultraschall, als auch Biomarker verwendet werden. JELLIFFE-PAWLOWSKI et al. (2009); JELLIFFE-PAWLOWSKI et al. (2008) kommt in ebenfalls 2 Studien zu dem Schluss, dass positive Serummarker im 2. Trimester zusammen mit der Nackentransparenzmessung ein sehr hilfreiches Werkzeug für das Erkennen von kardialen Fehlbildungen darstellen.

Eine Studie von MAIZ et al. (2008) untersuchte die Beziehung zwischen den Ergebnissen der Ductus Venosus Doppler-Ultraschall-Diagnostik und einer vergrößerten Nackentransparenz von 11 bis 14 SSW und stellte fest, dass in chromosomal normalen Feten mit pathologischer Transparenz bei fehlender oder vertauschter A-Wave im Doppler eine 3fach erhöhte Wahrscheinlichkeit für kardiale Fehlbildungen besteht, wohingegen der normale Ductus-Fluss mit einem halb so großen Risiko einherging. Ähnliche Ergebnisse bestätigten auch FAVRE et al. (2003) und SMRCEK et al. (2003).

CHENG et al. (2003) untersuchte 171 Fälle mit pathologischer Nackentransparenz von 16 bis 18 SSW mit Echokardiographie. Der Anteil an Chromosomenanomalien betrug 12,9% und es konnte eine enge Beziehung zwischen vergrößerte Nackenfalte, pathologischer Echokardiographie und Trisomien festgestellt werden. Diese Kombination aus Ersttrimester-Screening und Echokardiographie ist also nützlich und sensitiv für das Erkennen von Trisomien, insbesondere Trisomie 18.

In einem Literatur-Review von CLUR et al. (2009) hinsichtlich Nackentransparenzmessung und kardialen Fehlbildungen haben 8 bis 56% der Feten mit einer großen kardialen Fehlbildung eine vergrößerte Nackentransparenz.

Eine erhöhte Nackentransparenzmessung kann dafür genutzt werden, eine Hochrisikogruppe für kardiale Fehlbildungen zu erkennen, die sich dann frühzeitig im weiteren Verlauf der Schwangerschaft einer Echokardiographie unterziehen sollten. Die Nackenfaltenbestimmung alleine ist kein ausreichender Screeningparameter (CLUR et al. 2009, MÜLLER et al. 2007, WESTIN et al. 2006a, LOPES et al. 2003).

4.9.3 Diagnostik invasiv

Eine Chorionbiopsie erfolgte bei keiner werdenden Mutter. Die AC wurde 62 mal (38,0%) durchgeführt und die Nabelschnurpunktion erbrachte in 1,2% der Fälle ein pathologisches Ergebnis. Der Ergebnisteil der invasiven Diagnostik zeigt, dass in insgesamt 59 von 62 Untersuchungen detaillierte Daten vorliegen. Bei 4,3% von ihnen wurde eine Trisomie 21 diagnostiziert. Hinsichtlich der Durchführungszeit der Amniozentese erhält man einen Mittelwert von 19,7 (14- 34 SSW).
GARNE *et al.* (2004) ermittelte einen Anteil von 47% (7% Chorionzottenbiopsie) für durchgeführte AC bei Müttern jünger als 35 Jahre und 68% (11% Chorionzottenbiopsie bei Müttern älter als 35 Jahre. Diese Anteile sind etwas größer als Vergleichsdaten aus Rostock, beziehen sich jedoch auf alle Anomalien und nicht nur Herzfehler.
SEEDS (2004) untersuchte die Sicherheit der Amniozentese mit folgenden Ergebnissen: Die Schwangerschaftsverlustrate durch ultraschallgestützte Amniozentese, welche die Anzahl an benötigten Punktionen reduziert und das Risiko für Blutungen minimiert, beträgt 0,6%. Die natürliche Verlustrate liegt bei ca. 1,1% und die AC verursacht keinen erhöhten Verlust, wenn eine Plazenta-Punktion notwendig ist.
Eine große Studie von KONG *et al.* (2006) ermittelte ein kleines aber signifikantes Risiko von 0,86% Fetalverlust bei Amniozentesen. Der Median betrug 17,6 +/-1,2 SSW und einen Anteil von 1,9% großer Chromosomenanomalien. Ein 2fach erhöhtes Risiko für einen Schwangerschaftsverlust wurde bei einer Durchführungszeit vor 18 SSW ermittelt. Weitere Risikofaktoren sind die Durchführung AC aufgrund eines pathologischen 2.Trimester-Screenings (OR=3,08) und ein weiblicher Fetus (2,39). Die Anzahl der Punktionen und die transplazentale AC stellen jedoch keine erhöhten Risiken dar.
Laut PROPPING 1998 beträgt das eingriffsbedingte Abortrisiko bei AC zwischen 0,5 und 1%, dass der Chorionzottenbiopsie bei 2,5 bis 3%. Weiterhin führt er an, dass die Rate der unkritisch angewandten AC aufgrund der Einführung der Interphase-FISH-Technik in den letzten Jahren zugenommen hat. Auch falle die Entscheidung hinsichtlich der Durchführung invasiver Untersuchungen für die Schwangeren immer schwerer, da ebenfalls eine Abnahme der qualifizierten genetischen Beratungen zu verzeichnen sei. Auch KAINER (2002) nennt ca. 1% Abortrate bei AC und ebenfalls 1% bei Chorionbiopsie bzw. Nabelschnurpunktion durch einen erfahrenen Mediziner. Die Nabelschnurpunktion dient jedoch in erster Linie dem Erkennen einer fetalen Anämie und zusätzlich ggf. dem Nachweis einer Infektionskrankheit.
Insgesamt wurde in Rostock lediglich bei begründetem Verdacht auf fetale Anomalien eine Invasivdiagnostik mit guten Ergebnissen durchgeführt, doch der Wert bezüglich Herzfehlbildungen, ausgenommen chromosomale Anomalien assoziiert mit Herzfehlern, scheint gering zu sein.

4.9.4 Diagnostik Ultraschall- Befunde und Pränatalzentrum Rostock

In 40,1% (n=57 bzw. 43,5% bei 57/131) der Fälle erbrachte die Ultraschalldiagnostik einen positiven Hinweis auf eine kardiale Fehlbildung. Folgende Herzfehler wurden zu 100% per Ultraschall diagnostiziert: Dextrokardie, hypoplastisches Linksherzsyndrom, Truncus arteriosus Communis, Trisomie 21, Fallotsche Tetralogie und die komplexen Vitia. Mit 66,7% auffälliger US-Befunde folgen Lungenvenenfehleinmündungen, Aortenklappenstenose und Pulmonalklappenstenosen. Der VSD wurde in 34,5% aller Fälle erkannt, gefolgt von der Aortenisthmusstenose mit 33,3% und der TI mit 25,0%. Insgesamt fanden 79,7% aller Ultraschalluntersuchungen bis einschließlich 22 SSW (16- 36 SSW; $\bar{X}$=22,0; M=22,0) statt.

Laut KHOO et al. (2008) betrug die pränatale Detektionsrate für TGA 14,8%, für HLHS 60,6%, für TOF 25% und für AVSD 23,8%. KHOSHNOOD et al. (2005) ermittelte eine Gesamtdetektionsrate von 47,3% und unter Ausschluss der VSD sogar 61,4%. Weiterhin konnte die TGA zu 72,5%, HLHS zu 88,9%, TOF zu 69,7% und ISTA zu 42,4% schon pränatal diagnostiziert werden.

GARNE et al. (2005) und (2004) ermittelte eine Detektionsrate von 96% bei TGA und 93% bei HLHS und jeweils einen Median von 22 SSW für den Erkennungszeitpunkt und nennt einen Anteil von 3,0% (FK 1,8%) für nicht durchgeführte und 5% (FK 8,0%) für unbekannte Ultraschalluntersuchungen.

Eine kleine Studie von BAKILER et al. (2007) ermittelt eine Erkennungsrate von 42% (n=10, Median 26,4 SSW) bei insgesamt 21 Fällen. 8mal wurden ein ASD und dreimal ein VSD nicht pränatal erkannt, die großen wie TOF, TGA und HLHS wurden zu 100% erkannt.

Angaben aus der Literatur für den Median sind: 21 (17-38 SSW) (MEYER-WITTKOPF et al. 2001), 25,2 (13-38 SSW) (HAJDU et al. 2005), 27,8 (17-40 SSW) (HSIAO et al. 2007) und 28,4 (16-41 SSW) (BOLDT et al. 2002). Der Anteil der Ultraschalluntersuchungen mit Diagnose bis einschließlich 24 SSW beträgt:, 35% vor 24 SSW (BOLDT et al. 2002), 35,9% (HSIAO et al. 2007) und 66% (MEYER-WITTKOPF et al. 2001). Im Vergleich liegt Rostock damit relativ weit vorn.

HUGGON et al. (2002) untersuchte den Nutzen einer Echokardiographie vor 14 SSW. Demnach können in einer Hochrisikogruppe die meisten kardialen Fehlbildungen, deren Ursache häufig Chromosomenanomalien sind, bereits erkannt oder vermutet werden.

Auch Studien von LOMBARDI et al. (2007) und BECKER et al. (2006) bestätigen, dass durch geschultes Personal und gute technische Ausstattung in einer adequaten Zeitspanne während der Nackentransparenzmessung eine Herzstudie mit guten Ergebnissen durchgeführt werden kann.

Laut WEINER et al. (2002) sollte auch der initiale Versuch zwischen 11 und 14 SSW gestartet werden, um Herzfehler so früh wie möglich zu entdecken. Dies zeigt, dass Ergebnisse der frühen Echokardiographie brauchbar sind und komplexe Diagnosen gestellt werden können, was einen frühen Abbruch der Schwangerschaft ermöglicht (CARVALHO 2001).

Bezüglich der Ultraschalluntersuchung erkannte SMRCEK et al. (2006b) einen Vorteil für transvaginale Sonographie von 10- 13 SSW, ab 14 SSW liefern transabdominaler bzw. transvaginaler

Ultraschall gleiche Ergebnisse und nach 15 SSW zeigt die TAS eine bessere Visualisierung. Weiterhin nennt SMRCEK et al. (2006a) eine pränatale Gesamtdetektionsrate von fast 87%. So wurden 29 von 46 Fällen zwischen 11- 13 SSW, 9 von 46 im 2. Trimester, 2 Fälle im 3.Trimester und 6 Fälle postnatal diagnostiziert. Aus diesem Grund wird empfohlen eine Untersuchung im Frühstadium der Schwangerschaft noch einmal zu einem späteren Zeitpunkt in der Schwangerschaft zu wiederholen, um die Erkennungsraten zu erhöhen (auch CARVALHO 2001).

Studien von YAGEL et al. (2007; 1997; 1995) und ACHIRON et al. (1994) bestätigen dies ebenfalls und nennen ca. 15% postnatale Entdeckungsraten für Herzfehler. Wohingegen WESTIN et al. (2006b) Detektionsraten für Herzfehlbildungen von lediglich 15% sowohl nach 12 als auch 18 SSW ermittelte, ACHARYA et al. (2004) nennt 24% Gesamterkennungsrate und STRAUSS et al. (2001) gar 38%.

Die fetale Echokardiographie, durchgeführt von Experten, soll eine Genauigkeit von bis zu 95% aufweisen und so stimmen in 59% der Fälle die pränatalen und postnatalen Diagnosen für schwere Herzfehler von Geburtshelfern durchgeführter Sonographien und in 95% von Kinderkardiologen überein (KOVALCHIN et al. 2004, MEYER-WITTKOPF et al. 2001).

In einigen Ländern wird nur eine Routine-Sonographie durchgeführt, andere bieten es gar nicht an und nur wenige Länder, wie beispielsweise Deutschland, führen bis zu 3 Untersuchungen durch. Die Detektionsrate für kardiale Fehlbildungen beträgt demnach zwischen 15% bis 55% und ist stark abhängig von der Expertise des Pränatalzentrums und dem benutzten Screening-Protokoll und kann sogar Werte bis 85% erreichen, wenn zusätzlich zu dem 4-Kammerblick noch die Begutachtung des Ausflusstrakts erfolgt und die Untersuchungsbedingungen optimal sind. (CLUR et al. 2009, NELLE et al. 2009, KOVALCHIN et al. 2004, MEYER-WITTKOPF et al. 2003, STOLL et al. 2001, ERONEN M 1997).

Arbeiten von JONE et al. (2009), NELLE et al. (2009), TRINES et al. (2004), MEYER-WITTKOPF et al. (2003), MEYER-WITTKOPF et al. (2001) und YAGEL et al. (1997) besagen, dass viele, wenn nicht sogar alle Formen der strukturellen Herzfehler die Möglichkeit besitzen sich während der Schwangerschaft zu entwickeln. So sind die meisten Fehlbildungen schon früh erkennbar, andere könnten sich jedoch erst entwickeln und gewinnen im Verlauf an Bedeutung und wieder andere sind bereits unerkannt vorhanden und schreiten im Schweregrad im 2. und 3. Trimester voran. Diese Information ist sowohl wichtig für Eltern als auch für das Pränatal- und Perinatalmanagement und kann eine Therapie noch während der Schwangerschaft nötig machen und letztendlich den Erfolg verbessern. Weiterhin treten die meisten kongenitalen Herzfehler in der Gruppe mit niedrigem Schwangerschaftsrisiko auf (PERRI et al. 2005). LI et al. 2005 nennt einen Anteil von 4,68% Herzfehlbildungen bei untersuchten Müttern einer Hochrisikogruppe (familiäre Herzfehler, Fehlbildungen bei vorherigen Kindern, Alter der Mütter größer 35 Jahre, Diabetes-Erkrankung etc.) Eine Studie von WILLIAMS IA et al. 2008 bestätigt außerdem, dass das Verständnis der Eltern für ihre Neugeborenen mit einem AHF deutlich besser ist, wenn pränatal bereits eine Diagnose gestellt wurde.

Insgesamt kann festgestellt werden, dass die Erkennungsrate in Rostock mit 40,1% im Mittelfeld liegt und die durchschnittliche Durchführungs-/Erkennungszeit verhältnismäßig früh ist. Es ist anzunehmen, dass nach einem unauffälligem Befund und keinerlei Risikofaktoren keine weitere Untersuchung erfolgte und dadurch einige Diagnosen einer Entdeckung entgangen sind.

4.10 Übersicht über das Mehrlingskollektiv

Die Fehlbildungshäufigkeit im Mehrlingskollektiv beträgt 8,59% bei 13 Zwillingen und einem Drilling von 163 registrierten Herzfehlern. Insgesamt sind 7 (8 Neugeborene) Schwangerschaften spontan entstanden und 6 wurden induziert, aus der eine Drillingsgravidität resultierte. Verglichen mit den Daten des vollständigen Fehlbildungskollektivs führten 6 (also 75%) der 8 künstlichen Befruchtungen zu Mehrlingen.

Der Mittelwert des Geburtsgewichtes liegt bei 1941g (1120-2830g). Im Durchschnitt kamen die Neugeborenen nach 33 SSW (29- 38 SSW, 13 Frühgeburten, eine Reifgeburt) zur Welt. Die Geburtsanpassung des Mehrlingskollektivs ist im Vergleich mit den lebendgeborenen Einlingen bezüglich Apgar-Score schlechter ausgefallen. 11 Kinder hatten einen VSD, 2 ein PFO und eins eine ISTA auf. 4 dieser Kinder hatten zusätzlich noch weitere kardiale Fehlbildungen. Geburtsbezogene Komorbiditäten waren im Mehrlingskollektiv häufiger. Die Altersmittelwerte der Eltern sind bei Müttern (31 Jahre) und Vätern (33,8 Jahre) älter als die Vergleichskollektive des FK, GK und NK. Die Folsäureeinnahme beträgt insgesamt 92,9%, was deutlich höher als im restlichen Fehlbildungskollektiv ist. Daten der Ultraschalluntersuchung sind im Vergleich zum gesamten Fehlbildungskollektiv etwas niedriger (Erkennungsrate 30%).

MCDONALD et al. (2009b) verglich Mehrlinge hinsichtlich natürlicher und ART und kam zu dem Ergebnis, dass Zwillinge nach IVF ein kleines aber signifikantes Risiko für Frühgeburtlichkeit, reduziertes Geburtsgewicht und ein niedrigeres Median-Gewicht bezüglich Mutteralter im Vergleich mit spontan entstandenen Mehrlingen aufweisen. In zahlreichen Studien erkannte PINBORG (2005), PINBORG et al. (2004a-b) ebenfalls, dass das Geburtsgewicht deutlich niedriger und die Einweisungsrate auf eine neonatologische Intensivstation bei IVF/ICSI Kindern höher war. Dennoch sind der Geburtszeitpunkt, das Outcome und das Risiko für Fehlbildungen in den Mehrlingskollektiven gleich. Weiterhin stellte er fest, dass Kinder nach IVF/ICSI verglichen mit Einzelschwangerschaften ein 10fach erhöhtes Risiko für eine Geburt vor 32 SSW, ein 7fach erhöhtes Risiko für eine Geburt vor 37 SSW aufweisen und das Geburtsgewicht signifikant niedriger ist. Auch die Sectio-Rate ist fast doppelt so hoch. Ähnliche Ergebnisse erfasste auch NIELSEN et al. (1997). Aufgrund der Tatsache, dass IVF/ICSI eine höhere Wahrscheinlichkeit für Mehrlinge und damit ein erhöhtes Risiko besitzt, empfiehlt Pinborgs Arbeitsgruppe, eher einfache Embryonen-Transfers durchzuführen.

HELMERHORST et al. (2004) beschreibt in seinem systematischen Review das Outcome von Einzel- und Mehrlingsschwangerschaften nach assistierter Befruchtung und stellte fest, dass Zwillingsschwangerschaften nach IVF/ICSI ein besseres Outcome als Einlinge haben, jedoch das allgemeine Risiko einer Mehrlingsschwangerschaft höher ist. Somit widerspricht dies den Ergebnissen Pinborgs hinsichtlich eines Einzel-Embryonen-Transfers.

Eine Studie über Mehrlingsschwangerschaften von BALLABH et al. (2003) konnte keine Unterschiede hinsichtlich Apgar-Score, Geschlechtsverhältnis, Komorbiditäten, kongenitalen Fehlbildungen und intensivmedizinischer Betreuung feststellen. So bestimme lediglich das Reifealter das Ergebnis der Schwangerschaft und das Fazit ist, je reifer, desto besser.

PRADAT et al. (2003) und HARRIS et al. (2003) stellten fest, dass der Anteil bei schweren kardialen Fehlbildungen 3,3% und bei leichteren 4,8% mit einer OR von 1,42 (leicht zu schwer) beträgt. Weiterhin beträgt der Anteil gleichgeschlechtlicher Zwillinge ca. 80% mit einem gleichen Verhältnis von schweren und leichten Herzfehlern. In Zwillingspärchen (ca. 3%) haben gleichgeschlechtliche Kinder auch gleiche Fehlbildungen, bei verschieden geschlechtlichen treten auch verschiedene kardiale Fehlbildungen auf.

Laut CAMPBELL et al. (2009) und BAHTIYAR et al. (2007) steigt aufgrund der Zunahme der Reproduktionsmedizin die Inzidenz von Mehrlingen sowie das Durchschnittsalter der Eltern und dadurch ist auch das Risiko für kardiale Fehlbildungen ebenfalls um 0,5 bis 0,8% bei einem Chorion gegenüber der Normalpopulation erhöht. Deswegen wird grundsätzlich eine Echokardiographie empfohlen. Bei Zwillingstransfusionssyndrom ist die Prävalenz sogar signifikant höher als in der Normalpopulation. VSD waren mit Abstand am häufigsten, gefolgt von PST und ASD, wohingegen diese beim Zwillingstransfusionssyndrom die häufigsten waren.

PALADINI et al. (2005) verglich hinsichtlich der Pränataldiagnostik Ein- und Mehrlinge und kam zu dem Schluss, dass Ergebnisse der Echokardiographie vergleichbar sind. So betrug die Erkennungsrate 88,8%, Median der Erkennungszeit war 25,4 SSW (16-35 SSW), 7% wiesen eine Trisomie 21 mit auffälliger Karyotyp-Bestimmung auf und insgesamt 6,3% der untersuchten Mehrlinge hatten einen Herzfehler. Von großer Bedeutung ist jedoch die hohe Sterblichkeit von Mehrlingen mit einer kardialen Fehlbildung verglichen mit Einlingen. Auch LI et al. (2007)a / LI et al. (2007)b beschreibt für die pränatale Echokardiographie eine Sensitivität von bis zu 87,5% bei einer Spezifität von 100% und erkannte ebenfalls, dass es bei Zwillingsschwangerschaften zu keiner Häufung von kardialen Fehlbildungen gegenüber Einlingen kommt. Weiterhin werden häufiger Fehlbildungen in Mehrlingen entdeckt, die aus Niedrigrisikogruppen stammen.

4.11 Somatische Klassifikation der Fehlbildungsfälle nach Schwangerschaftsdauer und Geburtsgewicht Lebendgeborener

Es sind 43,2% Mädchen zu 39,1% Jungen frühgeboren, am Termin geboren sind 55,4% Mädchen zu 60,9% Jungen und übertragen sind 1,4% Mädchen und kein Junge. Insgesamt gesehen sind 14,9% der Mädchen und 10,9% Jungen hypotroph. Bei den Vergleichsgruppen VSD und restliche kardiale Fehlbildungen sind hinsichtlich der Stoffwechsellage bei Mädchen keine Unterschiede aufgetreten. Lediglich der Geburtszeitpunkt ist unterschiedlich. So sind die Mädchen mit primär anderen Herzfehlbildungen zum großen Teil frühgeboren (Gesamtanteil 62,5% vs. VSD 28,6%),

die VSD-Gruppe eher am Termin geboren (Gesamtanteil 69,0% vs. Rest 37,5%). Im Gegensatz dazu zeigt sich bei den Jungen jeweils in beiden Vergleichsgruppen bezüglich der Stoffwechsellage und des Geburtszeitpunktes ein ausgeglichenes Bild.
Hinsichtlich der FGR von 41,3% im Fehlbildungskollektiv ist bereits unter Punkt 4.5.1 eine Diskussion erfolgt. MALIK et al. (2007) untersuchte die Beziehung zwischen SGA, Rasse und Herzfehlern und fand dabei eine FGR von 17,3% im Fall- und 6,0% im Kontrollkollektiv. Für SGA ermittelten sie 15,2% im Fall- und 7,8% im Kontrollkollektiv und Kinder mit kardialen Fehlbildungen sind ca. zweimal so häufig hypotroph. Weiterhin ist das Risiko für Konotrunkal- und Ventrikelseptumdefekte bei Frühgeborenen 2- bis 3fach gegenüber Neugeborenen am Termin sowohl aus dem Fall- als auch aus dem Kontrollkollektiv erhöht. Ein erhöhtes Risiko für unterschiedliche Rassen konnte nicht ermittelt werden.
Eine ähnliche jedoch größere Studie von NEMBHARD et al. (2009) kam zu gleichen Ergebnissen bezüglich der Rassenunterschiede. Der Anteil SGA in den einzelnen Bevölkerungsgruppen (weiß, farbig, lateinamerikanisch) liegt dabei zwischen 14,2% und 16,0%, AGA 71,7% bis 73,8% und LGA 10,2% bis 12,7%. Weiterhin wurde ein erhöhtes Risiko für LGA bei VSD festgestellt, dies zunächst mit statistischer Signifikanz bei Farbigen.
Auch DULSKIENE et al. (2008) erkannte in einer 7jährigen Studie ein erhöhtes Risiko (ca. 3,4fach) für Herzfehler bei Kindern mit niedrigem Geburtsgewicht. Auch Kinder, die vor 32 SSW geboren werden haben ein 5fach erhöhtes Risiko und solche die vor 37 SSW geborenen werden noch ein Risiko welches 4fach so hoch ist im Vergleich zu Kindern, die am Termin geboren sind.
So beschreiben RIBEIRO et al. (2009) und ADES et al. (2005), dass Frühgeburtlichkeit und ein niedriges Geburtsgewicht schon allein die Mortalität und Morbidität der Neugeborenen erhöhen und bei Kindern mit kardialen Fehlbildungen ist dies noch ausgeprägter. Aus diesem Grund sollte ein optimales Management so früh wie möglich erfolgen und ein multidisziplinäres Team bestehend aus Kardiologen, Neonatologen, Chirurgen, Krankenschwestern und Anästhesisten bei der Geburt bereitstehen, um eine optimales Ergebnis für das Kind zu erzielen. Eine ältere Studie aus Deutschland von KRAMER et al. (1990) beschreibt ebenfalls eine SGA-Rate von 15,0% bei kardialen Fehlbildungen, bei jedoch gleicher FGR. Unabhängig von Fehlbildungen besagt eine Arbeit von MCINTIRE et al. (1999), dass bei einem Geburtsgewicht unterhalb der 3. Perzentile das Mortalitäts- und Morbiditätsrisiko auch bei Neugeborenen am Termin deutlich erhöht ist.

4.12 Stärken und Schwächen der Arbeit

Eine der großen Stärken ist definitiv die genaue Datenerfassung bestehend aus Fehlbildungsregister, Geburtenbuch, Daten des Pränatalzentrums, Entlassungsberichten, Computererfassung, Daten-Archiv und Abgleich mit den PAN-Studien-Erfassungen, welche dennoch möglicherweise nicht mit einem aktiven Fehlbildungsregister vergleichbar sein kann. Daraus resultiert gleichermaßen ein Problem hinsichtlich der Qualität der Datenerfassung in einem Krankenhaus, welche zum Teil nicht standardisiert ist und somit auch in der Gesamtheit nicht alle Lücken in Bezug auf die eigene Datenerhebung schließen konnte. Ein weiterer Vorteil ist sowohl die Erfassung von Lebend- als auch Totgeburten und spontanen/induzierten Aborten.

Eine Schwäche ist sicherlich die insgesamt niedrige Fallzahl bedingt durch den kurzen Erfassungszeitraum von drei Jahren und die Beendigung der Datenerfassung durch den Entlassungsbrief.

Meines Erachtens wäre es sinnvoll gewesen das gesamte Rostocker Geburtenkollektiv bis zum 1. Lebensjahr mit allen relevanten Daten zu erfassen, um bis dahin noch unentdeckte Herzfehler erkennen und beurteilen zu können.

4.13 Schlussfolgerung

Insgesamt gesehen wurde eine etwas höhere kardiale Fehlbildungsprävalenz in Rostock im Vergleich zur Literatur gefunden und ein über den 3-jährigen Erfassungszeitraum immer schlechter ausgefülltes Fehlbildungsregister hinsichtlich Herzfehler. Hier sollte ein optimierter Erhebungsbogen (vergleiche Anhang 8.3) die gewissenhafte Erfassung aller Fehlbildungen und die Ausfüllung der Fehlbildungsbögen mit Unterstützung von Fachpersonal die Lösung sein. Weiterhin sollte auch eine einheitliche Klassifikation der AHF erfolgen, um länderübergreifende Vergleichbarkeit zu erreichen.

Außerdem wäre es wünschenswert eine Verbesserung in der Datenerfassung mittels Technikkommunikation zwischen allen einzelnen Bereichen (Geburtsdaten, Mutterdaten, Archivdaten) sowie Fachbereichen (Pränataldiagnostik, Gynäkologie und Geburtshilfe, Neonatologie) anzustreben, die im Krankenhaus von allen PC-Standorten durch Fachpersonal abgerufen und genutzt werden kann, um ein optimales Zeitmanagement zu erreichen. Ferner ist es unerlässlich Rücksprachen bezüglich fehlerhafter Daten, die in das Computernetzwerk eingegeben worden sind, zu halten.

Hinsichtlich der Pränataldiagnostik sind noch frühere Erkennungszeiten und eine optimale Ausnutzung aller verfügbaren Möglichkeiten, wie z.B. Kombination aus Nackentranzparenzmessung, AFP- und Beta-HCG-Bestimmung, um beispielsweise überflüssige Invasivdiagnostik zu reduzieren, wünschenswert. Denn die Invasivdiagnostik scheint einen geringen Wert bezüglich AHF, ausgenommen chromosomale Anomalien assoziiert mit Herzfehlern, zu haben.

Schließlich sollte jede werdende Mutter Vitamine und Mineralstoffe ihrem Ernährungsplan hinzufügen, um Schwangerschafts-, Entwicklungs- und Geburtsrisiken zu minimieren. In diesem Zusammenhang müssten auch neue Richtlinien beispielsweise für die Folsäureeinnahme geschaffen werden.

Als Risikofaktoren für kardiale Fehlbildungen konnten Adipositas, Vitamin E Überdosierung, Folsäuremangel, Vitamin B12 Mangel, mütterliche Erkrankungen (Epilepsie, Diabetes mellitus/Gestationsdiabetes, Phenylketonurie), Rubella- und Influenza-Infektionen ausfindig gemacht werden.

5. Zusammenfassung

Herzfehlbildungen gehören zu den häufigsten angeborenen Fehlbildungen überhaupt. Im dreijährigen Erfassungszeitraum von 2005 bis 2007 wurden 163 Fehlbildungsfälle mit insgesamt 236 Fehlbildungen mit einer Gesamtprävalenz von 2,2% (22,2/1000 Geburten) bzw. 3,2% ermittelt. Das Geschlechtsverhältnis ist mit 53,4% zu 46,6% eher zu den Mädchen verschoben, in Vergleichskollektiven überwiegen jedoch die Jungen. Waren 2005 noch 70,6% aller kardialen Fehlbildungen im Mecklenburger Fehlbildungsregister zu finden, reduzierten sich die dort erfassten Fälle auf 69,6% im Jahr 2006 und auf 41,1% im Jahr 2007. Der Anteil an Spontangeburten betrug 50,9% und 38,0% der Kinder wurden per primärer Sectio geboren (Vergleichskollektive geben zwischen 8,4% und 17,6% Sectio-Rate an).

Die häufigsten Fehlbildungen waren Ventrikelseptumdefekt (51,5%), persistierendes Foramen ovale (12,9%), komplexes Vitium cordis (4,9%), Atriumseptumdefekt Typ II (4,3%), Pulmonalklappeninsuffizienz/ Pulmonalklappenstenose (je 3,7%), Trikuspidalinsuffizienz (2,5%), Fallotsche Tetralogie, Aortenisthmusstenose, Aortenklappenstenose, Lungenvenenfehleinmündungen und Trisomie 21 mit Herzfehlbildung (je 1,8%). Bei der Häufigkeit an Komorbiditäten zeigt sich eine Tendenz hin zu den Mehrlingen. Bei Betrachtung der Fehlbildungsverteilung dominiert sowohl bei den Jungen als auch bei den Mädchen der Ventrikelseptumdefekt mit 47,8% zu 61,4%. Das persistierende Foramen ovale liegt bei beiden mit 18,8% zu 9,6% an zweiter Stelle.

Die Auswertung der kindlichen Daten ergab für das Fehlbildungskollektiv ein erhöhtes Risiko für Frühgeburtlichkeit (FK: 41,3%; GK: 8,6%; NK: 6,5%) sowie ein durchschnittlich zu geringes Geburtsgewicht (FK: $\bar{X}$=2965g; GK: $\bar{X}$=3382g; NK: $\bar{X}$=3390g). In 11 Fällen wurde die Schwangerschaft durch einen induzierten Abort zumeist zwischen 20 und 25 SSW abgebrochen. Bei den lebend geborenen Einlingen waren die Apgar-Werte im Durchschnitt niedriger als bei Vergleichskollektiven.

Die Mütter waren im Durchschnitt 28,1 und die Väter 32,0 Jahre alt. 7,1% der Mütter des FK sind untergewichtig, 70,0% normalgewichtig (GK 67,2%; NK 64,1%), 12,9% übergewichtig und 10,0% haben eine Adipositas. Damit haben insgesamt gesehen 30,0% der Mütter keine optimalen Ausgangsgewichte. Hinsichtlich Nikotinabusus konnten im FK vergleichbare Daten zum NK ermittelt werden. 5,4% aller Mütter nahmen Folsäure schon vor der Schwangerschaft ein und einmalig (0,7%) ist eine erhöhte Dosiseinnahme dokumentiert. 60,3% begannen die Folsäureeinnahme nach dem bekannt werden der Schwangerschaft (Σ=66,4%).

In Bezug auf vorausgegangene Schwangerschaften wurden vergleichbare Ergebnisse zwischen Fehlbildungs- und Normalkollektiv ermittelt. Fehlbildungen in der Familie reichen von 1,3% mit elterlichen Herzfehlbildungen und einem größeren Anteil anderer Fehlbildungen bei Vätern bis 2,4% bei vorherigen Kindern. 4,2% aller Schwangerschaften sind durch Sterilitätsbehandlungen entstanden.

Bei der Allgemeindiagnostik (Triple Test, PAPP-A /Beta-HCG, Serum-AFP, Nackentransparenz, Infektionsserologie) waren große Schwankungen bezüglich der Durchführung (zwischen 11,0% und 79,1%) dieser nicht invasiven Methoden zu verzeichnen gewesen. Als invasive Diagnostik wurde die Amniozentese bei 38,0% der Schwangerschaften durchgeführt, einmalig (0,6%) wurde sie auch abgelehnt. Der Mittelwert der Durchführungszeit betrug 19,7 SSW. Insgesamt gesehen wurden 98,8% der AC´s zwischen 16 und 25 SSW (14 - 34 SSW) durchgeführt. 94,5% aller AC´s erfolgten bis 22 SSW. Die Sonographie erbrachte in 40,1% (n=57 bzw. 43,5% bei 57/131) der Fälle einen positiven Hinweis auf eine kardiale Fehlbildung. Folgende Herzfehler wurden zu 100% per Ultraschall diagnostiziert: Dextrokardie, hypoplastisches Linksherzsyndrom, Truncus arteriosus Communis, Herzfehler bei Trisomie 21, Fallotsche Tetralogie und die komplexen Vitien. Mit 66,7% auffälliger US-Befunde folgen Lungenvenenfehleinmündungen, Aortenklappenstenosen und Pulmonalklappenstenosen. Der Ventrikelseptumdefekt wurde in 34,5% aller Fälle diagnostiziert, gefolgt von der Aortenisthmusstenose mit 33,3% und der Trikuspidalinsuffizienz mit 25,0%. Insgesamt fanden 79,7% aller Ultraschalluntersuchungen bis einschließlich 22 SSW statt.

Im Mehrlingskollektiv (n=14) bezogen auf 163 Fehlbildungsfälle ergibt sich eine Fehlbildungshäufigkeit von 8,59%. Der Mittelwert des Geburtsgewichtes liegt bei 1941g (1120g bis 2830g), im Durchschnitt kamen die Neugeborenen nach 33 SSW (29 bis 38 SSW, 13 Kinder früh und eins am Termin geboren), 10 per primärer Sectio und eins per sekundärer Sectio zur Welt. Die Altersmittelwerte der Eltern sind hier etwas höher (Mütter 31,0 Jahre; Väter 33,8 Jahre).

Zur genaueren Risikoabschätzung erfolgte für das Fehlbildungskollektiv eine somatische Klassifikation nach Schwangerschaftsdauer und Geburtsgewicht. Dabei zeichnete sich eine Verschiebung des Fehlbildungskollektivs in den frühgeborenen (Mädchen: 43,2%; Jungen: 39,1%), hauptsächlich eutrophen und hypotrophen Bereich ab. Bedeutend weniger Kinder wurden eutroph termingeboren (Differenz zum NK bei Mädchen: -28,2 %; Jungen: -32,5%).

Zusammenfassend muss gesagt werden, dass die Fehlbildungserfassung des Fehlbildungsregisters im dreijährigen Untersuchungszeitraum am Perinatalzentrum Rostock deutlich rückläufig war und aus diesem Grund ein vereinfachter optimierter Fehlbildungsbogen erstellt wurde. Generell konnten bezüglich einzelner Themenkomplexe, aufgrund der im Rahmen dieser Studie recht kleinen Fallzahlen keine epidemiologisch relevanten Aussagen getroffen werden (Geschlechtsverteilung, Fehlbildungshäufung, elterliche Risikofaktoren etc.). Dennoch könnten noch optimierte Präventionsmaßnahmen (Folsäureeinnahme, Risikoreduktion mütterlicherseits) und eine gesteigerte Motivation hinsichtlich Fehlbildungserfassung erfolgen. Weiterführende Aussagen könnten durch eine Folgestudie über einen längeren Zeitraum und mit größeren Fallzahlen erfolgen.

6. Literaturverzeichnis

1. Abu-Harb M, Hey E, Wren C.: Death in infancy from unrecognised congenital heart disease Arch Dis Child. 1994 Jul;71(1):3-7.
2. Acharya G, Sitras V, Maltau JM, Dahl LB, Kaaresen PI, Hanssen TA, Lunde P.: Major congenital heart disease in Northern Norway: shortcomings of pre- and postnatal diagnosis. Acta Obstet Gynecol Scand. 2004 Dec;83(12):1124-9.
3. Achiron R, Weissman A, Rotstein Z, Lipitz S, Mashiach S, Hegesh J.: Transvaginal echocardiographic examination of the fetal heart between 13 and 15 weeks' gestation in a low-risk population J Ultrasound Med. 1994 Oct;13(10):783-9.
4. Ades A, Johnson BA, Berger S.: Management of low birth weight infants with congenital heart disease. Clin Perinatol. 2005 Dec;32(4):999-1015, x-xi.
5. Andres RL, Saade G, Gilstrap LC, Wilkins I, Witlin A, Zlatnik F, Hankins GV.: Association between umbilical blood gas parameters and neonatal morbidity and death in neonates with pathologic fetal acidemia. Am J Obstet Gynecol. 1999 Oct;181(4):867-71.
6. Andrews RE, Simpson JM, Sharland GK, Sullivan ID, Yates RW.: Outcome after preterm delivery of infants antenatally diagnosed with congenital heart disease J Pediatr. 2006 Feb;148(2):213-6.
7. Anthony S, Kateman H, Brand R, den Ouden AL, Dorrepaal CA, van der Pal-de Bruin KM, Buitendijk SE.: Ethnic differences in congenital malformations in the Netherlands: analyses of a 5-year birth cohort. Paediatr Perinat Epidemiol. 2005 Mar;19(2):135-44.
8. Apitz J: Die kongenitale Trikuspidalklappeninsuffizienz 312-314 In: Jürgen Apitz (Hrsg.): Pädriatrische Kardiologie. 2.Aufl. Steinkopff-Verlag, Darmstadt 2002
9. Axt-Fliedner R, Schwarze A, Smrcek J, Germer U, Krapp M, Gembruch U.: Isolated ventricular septal defects detected by color Doppler imaging: evolution during fetal and first year of postnatal life Ultrasound Obstet Gynecol. 2006 Mar;27(3):266-73.
10. Bahtiyar MO, Dulay AT, Weeks BP, Friedman AH, Copel JA.: Prevalence of congenital heart defects in monochorionic/diamniotic twin gestations: a systematic literature review J Ultrasound Med. 2007 Nov;26(11):1491-8.
11. Bailey LB, Berry RJ.: Folic acid supplementation and the occurrence of congenital heart defects, orofacial clefts, multiple births, and miscarriage. Am J Clin Nutr. 2005 May;81(5):1213S-1217S.
12. Baker PN, Wheeler SJ, Sanders TA, Thomas JE, Hutchinson CJ, Clarke K, Berry JL, Jones RL, Seed PT, Poston L.: A prospective study of micronutrient status in adolescent pregnancy. Am J Clin Nutr. 2009 Apr;89(4):1114-24. Epub 2009 Feb 25.
13. Bakiler AR, Ozer EA, Kanik A, Kanit H, Aktas FN.: Accuracy of prenatal diagnosis of congenital heart disease with fetal echocardiography. Fetal Diagn Ther. 2007;22(4):241-4. Epub 2007 Mar 16.
14. Ballabh P, Kumari J, AlKouatly HB, Yih M, Arevalo R, Rosenwaks Z, Krauss AN.: Neonatal outcome of triplet versus twin and singleton pregnancies: a matched case control study. Eur J Obstet Gynecol Reprod Biol. 2003 Mar 26;107(1):28-36.
15. Barrett C, Richens A.: Epilepsy and pregnancy: Report of an Epilepsy Research Foundation Workshop. Epilepsy Res. 2003 Jan;52(3):147-87.
16. Bauer U., Niggemeyer E., Vigl M., Lange P. E.: Angeborene Herzfehler – Epidemiologie, Langzeitverlauf und Lebensqualität Med Welt 2006; 57: 171–5
17. Becker R, Wegner RD.: Detailed screening for fetal anomalies and cardiac defects at the 11-13-week scan. Ultrasound Obstet Gynecol. 2006 Jun;27(6):613-8.
18. Bergmann RL, Huch R, Bergmann KE, Dudenhausen JW: Ernährungsprävention während der Schwangerschaft Dt Ärztebl 1997; 94: A-2411–2415 [Heft 38]
19. Berry RJ, Li Z, Erickson JD, Li S, Moore CA, Wang H, Mulinare J, Zhao P, Wong LY, Gindler J, Hong SX, Correa A.: Prevention of neural-tube defects with folic acid in China. China-U.S. Collaborative Project for Neural Tube Defect Prevention. N Engl J Med. 1999 Nov 11;341(20):1485-90.
20. Bertelsmann H., de Carvalho Gomes H., Mund M., Bauer S., Matthias K.: Fehlbildungsrisiko bei extrakorporaler Befruchtung Dtsch Arztebl 2008; 105(1–2): 11–7 DOI: 10.3238/arztebl.2008.0011
21. Bhattacharya S, Campbell DM, Liston WA, Bhattacharya S.: Effect of Body Mass Index on pregnancy outcomes in nulliparous women delivering singleton babies BMC Public Health. 2007 Jul 24;7:168.
22. Black RE.: Micronutrients in pregnancy. Br J Nutr. 2001 May;85 Suppl 2:S193-7.

23. Boldt T, Andersson S, Eronen M.: Outcome of structural heart disease diagnosed in utero Scand Cardiovasc J. 2002 Mar;36(2):73-9.
24. Bonduelle M, Wennerholm UB, Loft A, Tarlatzis BC, Peters C, Henriet S, Mau C, Victorin-Cederquist A, Van Steirteghem A, Balaska A, Emberson JR, Sutcliffe AG.: A multi-centre cohort study of the physical health of 5-year-old children conceived after intracytoplasmic sperm injection, in vitro fertilization and natural conception. Hum Reprod. 2005 Feb;20(2):413-9. Epub 2004 Dec 2.
25. Bonnet D, Coltri A, Butera G, Fermont L, Le Bidois J, Kachaner J, Sidi D.: Detection of transposition of the great arteries in fetuses reduces neonatal morbidity and mortality. Circulation. 1999 Feb 23;99(7):916-8.
26. Borowski D, Czuba B, Cnota W, Hincz P, Czekierdowski A, Gajewska J, Jaczyńska R, Ceran A, Włoch A, Wyrwas D, Wiełgoś M, Szymusik I, Szaflik K, Sodowski K.: Evaluation of pregnancy-associated plasma protein A (PAPP-A) and free beta subunit of human chorionic gonadotropin (beta hCG) levels and sonographic assesement of fetal nuchal translucency (NT) in singleton pregnancies between 11 and 14 weeks of gestation--Polish multi-centre research Ginekol Pol. 2007 May;78(5):384-7.
27. Borrell A, Mercade I, Casals E, Borobio V, Seres A, Soler A, Fortuny A, Cuckle H.: Combining fetal nuchal fold thickness with second-trimester biochemistry to screen for trisomy 21. Ultrasound Obstet Gynecol. 2007 Dec;30(7):941-5.
28. Bosi G, Garani G, Scorrano M, Calzolari E; IMER Working Party.: Temporal variability in birth prevalence of congenital heart defects as recorded by a general birth defects registry. J Pediatr. 2003 Jun;142(6):690-8.
29. Botto LD, Correa A, Erickson JD.: Racial and temporal variations in the prevalence of heart defects. Pediatrics. 2001 Mar;107(3):E32.
30. Botto LD, Mulinare J, Erickson JD.: Occurrence of congenital heart defects in relation to maternal mulitivitamin use. Am J Epidemiol. 2000 May 1;151(9):878-84.
31. Botto LD, Olney RS, Erickson JD.: Vitamin supplements and the risk for congenital anomalies other than neural tube defects. Am J Med Genet C Semin Med Genet. 2004 Feb 15;125C(1):12-21.
32. Bower C, Miller M, Payne J, Serna P.: Folate intake and the primary prevention of non-neural birth defects. Aust N Z J Public Health. 2006 Jun;30(3):258-61.
33. Calzolari E, Garani G, Cocchi G, Magnani C, Rivieri F, Neville A, Astolfi G, Baroncini A, Garavelli L, Gualandi F, Scorrano M, Bosi G; IMER Working Group.: Congenital heart defects: 15 years of experience of the Emilia-Romagna Registry (Italy). Eur J Epidemiol. 2003;18(8):773-80.
34. Campbell KH, Copel JA, Ozan Bahtiyar M.: Congenital heart defects in twin gestations. Minerva Ginecol. 2009 Jun;61(3):239-44.
35. Canick JA, MacRae AR.: Second trimester serum markers. Semin Perinatol. 2005 Aug;29(4):203-8.
36. Carvalho JS.: Early prenatal diagnosis of major congenital heart defects. Curr Opin Obstet Gynecol. 2001 Apr;13(2):155-9.
37. Casey BM, McIntire DD, Leveno KJ.: The continuing value of the Apgar score for the assessment of newborn infants. N Engl J Med. 2001 Feb 15;344(7):467-71.
38. Cedergren MI, Källén BA.: Maternal obesity and infant heart defects. Obes Res. 2003 Sep;11(9):1065-71.
39. Cedergren MI, Selbing AJ, Källén BA.: Risk factors for cardiovascular malformation--a study based on prospectively collected data. Scand J Work Environ Health. 2002 Feb;28(1):12-7.
40. Chaoui R, Körner H, Bommer C, Göldner B, Bierlich A, Bollmann R.: Prenatal diagnosis of heart defects and associated chromosomal aberrations Ultraschall Med. 1999 Oct;20(5):177-84.
41. Chaoui R.,Gembruch U.: Zur Epidemiologie der kongenitalen Herzfehler beim Feten und Neugeborenen Gynäkologe 1997 · 30:165–169 © Springer-Verlag 1997
42. Chauhan SP, Hendrix NW, Magann EF, Sanderson M, Bofill JA, Briery CM, Morrison JC.: Neonatal organ dysfunction among newborns at gestational age 34 weeks and umbilical arterial pH<7.00. J Matern Fetal Neonatal Med. 2005 Apr;17(4):261-8.
43. Cheng PJ, Liu CM, Chueh HY, Lin CM, Soong YK.: First-trimester nuchal translucency measurement and echocardiography at 16 to 18 weeks of gestation in prenatal detection for trisomy 18. Prenat Diagn. 2003 Mar;23(3):248-51.
44. CIA (Central Intelligence Agency): THE WORLD FACTBOOK: SEX RATIO https://www.cia.gov/library/publications/the-world-factbook/fields/2018.html, abgerufen am 04.02.2010

45. Clur SA, Ottenkamp J, Bilardo CM.: The nuchal translucency and the fetal heart: a literature review Prenat Diagn. 2009 Aug;29(8):739-48.
46. Cornel M, Verhey J, Edens M, Groothoff JW, Kate L: Measures of occurence in the epidemiology of congenital anomalies. Incidence or prevalence. In: Registration and Prevention of Congenital Anomalies. 1993
47. Crane JM, White J, Murphy P, Burrage L, Hutchens D.: The effect of gestational weight gain by body mass index on maternal and neonatal outcomes J Obstet Gynaecol Can. 2009 Jan;31(1):28-35.
48. Czeizel AE, Dobó M, Vargha P.: Hungarian cohort-controlled trial of periconceptional multivitamin supplementation shows a reduction in certain congenital abnormalities Birth Defects Res A Clin Mol Teratol. 2004 Nov;70(11):853-61.
49. Czeizel AE, Medveczky E.: Periconceptional multivitamin supplementation and multimalformed offspring Obstet Gynecol. 2003 Dec;102(6):1255-61.
50. Czeizel AE.: The primary prevention of birth defects: Multivitamins or folic acid? Int J Med Sci. 2004;1(1):50-61. Epub 2004 Mar 20.
51. Dadvand P, Rankin J, Shirley MD, Rushton S, Pless-Mulloli T.: Descriptive epidemiology of congenital heart disease in Northern England. Paediatr Perinat Epidemiol. 2009 Jan;23(1):58-65.
52. DGE (Deutsche Gesellschaft für Ernährung e.V.): Referenzwerte für die Nährstoffzufuhr Folat D-A-CH Referenzwerte der DGE, ÖGE, SGE/SVE http://www.dge.de/modules.php?name=Content&pa=showpage&pid=3&page=13, 2004, abgerufen am: 21.02.2010
53. Du ZD, Roguin N, Barak M, Bihari SG, Ben-Elisha M.: High prevalence of muscular ventricular septal defect in preterm neonates. Am J Cardiol. 1996 Nov 15;78(10):1183-5.
54. Du ZD, Roguin N, Wu XJ.: Spontaneous closure of muscular ventricular septal defect identified by echocardiography in neonates. Cardiol Young. 1998 Oct;8(4):500-5.
55. Dudenhausen JW, Milz T.: Consequences of intrauterine acidosis for early morbidity of term newborn infants Z Geburtshilfe Neonatol. 2007 Aug;211(4):153-6.
56. Dulskiene V, Malinauskiene V, Azaraviciene A, Kuciene R.: The incidence and diagnostics of congenital heart defects in Kaunas infant population during 1999-2005 Medicina (Kaunas). 2008;44(2):139-46.
57. Ekici F, Tutar E, Atalay S, Arsan S, Ozçelik N.: The incidence and follow-up of isolated ventricular septal defect in newborns by echocardiographic screening. Turk J Pediatr. 2008 May-Jun;50(3):223-7.
58. Engel W., Schmid M., Pauer HU: Genetik und mikroassestierte Reproduktion durch intrazytoplasmatischer Spermieninjektion Dt Ärztebl 1998; 95: A-1902–1908 [Heft 31–32]
59. Engelfriet P, Boersma E, Oechslin E, Tijssen J, Gatzoulis MA, Thilén U, Kaemmerer H, Moons P, Meijboom F, Popelová J, Laforest V, Hirsch R, Daliento L, Thaulow E, Mulder B.: The spectrum of adult congenital heart disease in Europe: morbidity and mortality in a 5 year follow-up period. The Euro Heart Survey on adult congenital heart disease. Eur Heart J. 2005 Nov;26(21):2325-33. Epub 2005 Jul 4.
60. Eronen M.: Outcome of fetuses with heart disease diagnosed in utero Arch Dis Child Fetal Neonatal Ed. 1997 Jul;77(1):F41-6.
61. EUROCAT: (EUROPEAN CONCERTED ACTION ON CONGENITAL ANOMALIES AND TWINS): Final Activity Report 03/2004 - 08/2007 Grant Agreement Number 2003219
62. EUROCAT: (EUROPEAN CONCERTED ACTION ON CONGENITAL ANOMALIES AND TWINS): Special Report: Congenital Heart Defects in Europe 2000 - 2005 2009 ISBN 978-1-85923-234-7
63. Favre R, Cherif Y, Kohler M, Kohler A, Hunsinger MC, Bouffet N, Tanghe M, Cancellier M, Nisand I.: The role of fetal nuchal translucency and ductus venosus Doppler at 11-14 weeks of gestation in the detection of major congenital heart defects Ultrasound Obstet Gynecol. 2003 Mar;21(3):239-43.
64. Forrester MB, Merz RD.: Descriptive epidemiology of selected congenital heart defects, Hawaii, 1986-1999. Paediatr Perinat Epidemiol. 2004 Nov;18(6):415-24.
65. Franklin O, Burch M, Manning N, Sleeman K, Gould S, Archer N.: Prenatal diagnosis of coarctation of the aorta improves survival and reduces morbidity. Heart. 2002 Jan;87(1):67-9.
66. Friedman AH, Kleinman CS, Copel JA.: Diagnosis of cardiac defects: where we've been, where we are and where we're going. Prenat Diagn. 2002 Apr;22(4):280-4.

67. Garne E, Loane M, de Vigan C, Scarano G, de Walle H, Gillerot Y, Stoll C, Addor MC, Stone D, Gener B, Feijoo M, Mosquera-Tenreiro C, Gatt M, Queisser-Luft A, Baena N, Dolk H.: Prenatal diagnostic procedures used in pregnancies with congenital malformations in 14 regions of Europe. Prenat Diagn. 2004 Nov;24(11):908-12.
68. Garne E, Loane M, Dolk H, De Vigan C, Scarano G, Tucker D, Stoll C, Gener B, Pierini A, Nelen V, Rösch C, Gillerot Y, Feijoo M, Tincheva R, Queisser-Luft A, Addor MC, Mosquera C, Gatt M, Barisic I.: Prenatal diagnosis of severe structural congenital malformations in Europe. Ultrasound Obstet Gynecol. 2005 Jan;25(1):6-11.
69. Gibbin C, Touch S, Broth RE, Berghella V.: Abdominal wall defects and congenital heart disease. Ultrasound Obstet Gynecol. 2003 Apr;21(4):334-7.
70. Goh YI, Bollano E, Einarson TR, Koren G.: Prenatal multivitamin supplementation and rates of congenital anomalies: a meta-analysis J Obstet Gynaecol Can. 2006 Aug;28(8):680-9.
71. Grech V: Trends in presentation of congenital heart disease in a population-based study in Malta Eur J Epidemiol. 1999 Nov;15(10):881-7.
72. Grewal J, Carmichael SL, Ma C, Lammer EJ, Shaw GM.: Maternal periconceptional smoking and alcohol consumption and risk for select congenital anomalies. Birth Defects Res A Clin Mol Teratol. 2008 Jul;82(7):519-26.
73. Haider BA, Bhutta ZA.: Multiple-micronutrient supplementation for women during pregnancy. Cochrane Database Syst Rev. 2006 Oct 18;(4):CD004905.
74. Hajdú J, Beke A, Pete B, Oroszné NJ, Papp Z.: Prenatal diagnosis of the atrioventricular septal defect and it's effect on the outcome of the pregnancies Orv Hetil. 2005 Aug 21;146(34):1775-80.
75. Hansen M, Bower C, Milne E, de Klerk N, Kurinczuk JJ.: Assisted reproductive technologies and the risk of birth defects--a systematic review. Hum Reprod. 2005 Feb;20(2):328-38. Epub 2004 Nov 26.
76. Hansen M, Kurinczuk JJ, Bower C, Webb S.: The risk of major birth defects after intracytoplasmic sperm injection and in vitro fertilization. N Engl J Med. 2002 Mar 7;346(10):725-30.
77. Harris JA, Francannet C, Pradat P, Robert E.: The epidemiology of cardiovascular defects, part 2: a study based on data from three large registries of congenital malformations Pediatr Cardiol. 2003 May-Jun;24(3):222-35. Epub 2003 Mar 17.
78. Hegyi T, Carbone T, Anwar M, Ostfeld B, Hiatt M, Koons A, Pinto-Martin J, Paneth N.: The apgar score and its components in the preterm infant. Pediatrics. 1998 Jan;101(1 Pt 1):77-81.
79. Helmerhorst FM, Perquin DA, Donker D, Keirse MJ.: Perinatal outcome of singletons and twins after assisted conception: a systematic review of controlled studies. BMJ. 2004 Jan 31;328(7434):261. Epub 2004 Jan 23.
80. Herberhold C.: Schwangerschaft Jodmangel wird häufig übersehen P L MEDIZINREPORT (26) Deutsches Ärzteblatt 94, Heft 33, 15. August 1997 A-2114
81. Hinojosa Cruz JC, Luis Miranda RS, Veloz Martínez MG, Puello Tamara E, Arias Monroy LG, Barra Urrutia A, Cetina Camara Ndel P, del Angel G, Gutiérrez González GA, Ramos García RA, Santos Vera I.: Diagnostic and frequency of fetal heart disease by echocardiography in pregnancies with high-risk factors Ginecol Obstet Mex. 2006 Dec;74(12):645-56.
82. Hofbeck M, Beinder E, Kirchgessner E, Buheitel G, Singer H.: Perinatal management of children with prenatal diagnosis of congenital heart defects Z Geburtshilfe Neonatol. 1997 Mar-Apr;201(2):49-54.
83. Hoffman JI, Kaplan S.: The incidence of congenital heart disease. J Am Coll Cardiol. 2002 Jun 19;39(12):1890-900.
84. Hsiao SM, Wu MH, Jou HJ, Lee CN, Shyu MK, Shih JC, Hsieh FJ.: Outcome for fetuses with prenatally detected congenital heart disease and cardiac arrhythmias in Taiwan. J Formos Med Assoc. 2007 Jun;106(6):423-31.
85. Huggon IC, Ghi T, Cook AC, Zosmer N, Allan LD, Nicolaides KH.: Fetal cardiac abnormalities identified prior to 14 weeks' gestation. Ultrasound Obstet Gynecol. 2002 Jul;20(1):22-9.
86. Ionescu-Ittu R, Marelli AJ, Mackie AS, Pilote L.: Prevalence of severe congenital heart disease after folic acid fortification of grain products: time trend analysis in Quebec, Canada. BMJ. 2009 May 12;338:b1673. doi: 10.1136/bmj.b1673.
87. Jahromi BN, Husseini Z.: Pregnancy outcome at maternal age 40 and older. Taiwan J Obstet Gynecol. 2008 Sep;47(3):318-21.
88. Jelliffe-Pawlowski LL, Walton-Haynes L, Currier RJ.: Identification of second trimester screen positive pregnancies at increased risk for congenital heart defects. Prenat Diagn. 2009 Jun;29(6):570-7.

89. Jelliffe-Pawlowski LL, Walton-Haynes L, Currier RJ.: Using second trimester ultrasound and maternal serum biomarker data to help detect congenital heart defects in pregnancies with positive triple-marker screening results. Am J Med Genet A. 2008 Oct 1;146A(19):2455-67.
90. Jenkins KJ, Correa A, Feinstein JA, Botto L, Britt AE, Daniels SR, Elixson M, Warnes CA, Webb CL; American Heart Association Council on Cardiovascular Disease in the Young.: Noninherited risk factors and congenital cardiovascular defects: current knowledge: a scientific statement from the American Heart Association Council on Cardiovascular Disease in the Young: endorsed by the American Academy of Pediatrics. Circulation. 2007 Jun 12;115(23):2995-3014. Epub 2007 May 22.
91. Jone PN, Schowengerdt KO Jr.: Prenatal diagnosis of congenital heart disease. Pediatr Clin North Am. 2009 Jun;56(3):709-15, Table of Contents.
92. Kainer F.: Pränataldiagnostik: Verantwortliche ärztliche Tätigkeit im Grenzbereich Dtsch Arztebl 2002; 99:A 2545–2552 [Heft 39
93. Källén K.: Maternal smoking and congenital heart defects. ur J Epidemiol. 1999 Sep;15(8):731-7.
94. Kallfelz HC: Das Kind wird zum Erwachsenen. Entwicklung von Diagnostik und Behandlung angeborener Herzfehler während der letzten Jahrzehnte und ihre Bedeutung für die Erwachsenenkardiologie. Herz 1999; 24: 259–62.
95. Karatza AA, Giannakopoulos I, Dassios TG, Belavgenis G, Mantagos SP, Varvarigou AA.: Periconceptional tobacco smoking and Xisolated congenital heart defects in the neonatal period. Int J Cardiol. 2009 Nov 30. [Epub ahead of print]
96. Katalinic A, Rösch C, Ludwig M; German ICSI Follow-Up Study Group.: Pregnancy course and outcome after intracytoplasmic sperm injection: a controlled, prospective cohort study. Fertil Steril. 2004 Jun;81(6):1604-16.
97. Khalil HS, Saleh AM, Subhani SN.: Maternal obesity and neonatal congenital cardiovascular defects. Int J Gynaecol Obstet. 2008 Sep;102(3):232-6. Epub 2008 Jul 11.
98. Khoo NS, Van Essen P, Richardson M, Robertson T.: Effectiveness of prenatal diagnosis of congenital heart defects in South Australia: a population analysis 1999-2003. Aust N Z J Obstet Gynaecol. 2008 Dec;48(6):559-63.
99. Khoshnood B, De Vigan C, Vodovar V, Goujard J, Lhomme A, Bonnet D, Goffinet F.: Trends in prenatal diagnosis, pregnancy termination, and perinatal mortality of newborns with congenital heart disease in France, 1983-2000: a population-based evaluation Pediatrics. 2005 Jan;115(1):95-101.
100. Kitlinski ML, Källén K, Marsál K, Olofsson P.: Gestational age-dependent reference values for pH in umbilical cord arterial blood at term. Obstet Gynecol. 2003 Aug;102(2):338-45.
101. Kleinwechter H., Bührer C., Hunger-Dathe W., Kainer F., Kautzky-Willer A., Pawlowski B., Reiher H., Schäfer-Graf U., Sorger M.: Diabetes mellitus und Schwangerschaft Evidenzbasierte Leitlinie der DDG (Diskussionsentwurf) Diskussionsentwurf 24. Juli 2007
102. Koivurova S, Hartikainen AL, Gissler M, Hemminki E, Sovio U, Järvelin MR.: Neonatal outcome and congenital malformations in children born after in-vitro fertilization. Hum Reprod. 2002 May;17(5):1391-8.
103. Koletzko B., Pietrzik K.: Gesundheitliche Bedeutung der Folsäurezufuhr Dtsch Arztebl 2004; 101:A 1670–1681 [Heft 23]
104. Kong CW, Leung TN, Leung TY, Chan LW, Sahota DS, Fung TY, Lau TK.: Risk factors for procedure-related fetal losses after mid-trimester genetic amniocentesis. Prenat Diagn. 2006 Oct;26(10):925-30.
105. Kovalchin JP, Silverman NH.: The impact of fetal echocardiography Pediatr Cardiol. 2004 May-Jun;25(3):299-306.
106. Kramer HH, Trampisch HJ, Rammos S, Giese A.: Birth weight of children with congenital heart disease. Eur J Pediatr. 1990 Aug;149(11):752-7.
107. Krause M: Wer wünscht sich Was? Die Wunschsectio als Ausdruck mangelnder Kompetenz Hebammen Forum: www.hebammen-forum.de Februar 2002; abgerufen am 08.01.2010
108. Kuciene R, Dulskiene V.: Selected environmental risk factors and congenital heart defects. Medicina (Kaunas). 2008;44(11):827-32.
109. Kurinczuk JJ, Bower C.: Birth defects in infants conceived by intracytoplasmic sperm injection: an alternative interpretation. BMJ. 1997 Nov 15;315(7118):1260-5; discussion 1265-6.
110. Levi S, Zhang WH, Alexander S, Viart P, Grandjean H; Eurofetus study group.: Short-term outcome of isolated and associated congenital heart defects in relation to antenatal ultrasound screening. Ultrasound Obstet Gynecol. 2003 Jun;21(6):532-8.

111. Li H, Meng T, Shang T, Guan YP, Zhou WW, Yang G, Bi LH.: Prenatal diagnosis of congenital fetal heart abnormalities in twins by Yagel's heart examination method Zhonghua Fu Chan Ke Za Zhi. 2007 Feb;42(2):83-6.
112. Li H, Meng T, Shang T, Guan YP, Zhou WW, Yang G, Bi LH.: Fetal echocardiographic screening in twins for congenital heart diseases. Chin Med J (Engl). 2007 Aug 20;120(16):1391-4.
113. Li H, Wei J, Ma Y, Shang T.: Prenatal diagnosis of congenital fetal heart abnormalities and clinical analysis. J Zhejiang Univ Sci B. 2005 Sep;6(9):903-6.
114. Lie RT, Lyngstadaas A, Ørstavik KH, Bakketeig LS, Jacobsen G, Tanbo T.: Birth defects in children conceived by ICSI compared with children conceived by other IVF-methods; a meta-analysis. Int J Epidemiol. 2005 Jun;34(3):696-701. Epub 2004 Nov 23.
115. Lim MK, Hanretty K, Houston AB, Lilley S, Murtagh EP.: Intermittent ductal patency in healthy newborn infants: demonstration by colour Doppler flow mapping. Arch Dis Child. 1992 Oct;67(10 Spec No):1217-8.
116. Lin AE, Herring AH, Amstutz KS, Westgate MN, Lacro RV, Al-Jufan M, Ryan L, Holmes LB.: Cardiovascular malformations: changes in prevalence and birth status, 1972-1990 Am J Med Genet. 1999 May 21;84(2):102-10.
117. Lin MH, Wang NK, Hung KL, Shen CT.: Spontaneous closure of ventricular septal defects in the first year of life. J Formos Med Assoc. 2001 Aug;100(8):539-42.
118. Loffredo CA, Chokkalingam A, Sill AM, Boughman JA, Clark EB, Scheel J, Brenner JI.: Prevalence of congenital cardiovascular malformations among relatives of infants with hypoplastic left heart, coarctation of the aorta, and d-transposition of the great arteries. Am J Med Genet A. 2004 Jan 30;124A(3):225-30.
119. Loffredo CA, Wilson PD, Ferencz C.: Maternal diabetes: an independent risk factor for major cardiovascular malformations with increased mortality of affected infants. Teratology. 2001 Aug;64(2):98-106.
120. Loffredo CA.: Epidemiology of cardiovascular malformations: prevalence and risk factors. Am J Med Genet. 2000 Winter;97(4):319-25.
121. Lombardi CM, Bellotti M, Fesslova V, Cappellini A.: Fetal echocardiography at the time of the nuchal translucency scan. Ultrasound Obstet Gynecol. 2007 Mar;29(3):249-57.
122. Lopes LM, Brizot ML, Lopes MA, Ayello VD, Schultz R, Zugaib M.: Structural and functional cardiac abnormalities identified prior to 16 weeks' gestation in fetuses with increased nuchal translucency. Ultrasound Obstet Gynecol. 2003 Nov;22(5):470-8.
123. Ludwig M., Diedrich K.: In-vitro-Fertilisation und intrazytoplasmatische Spermieninjektion Dt Ärztebl 1999; 96: A-2892–2901 [Heft 45]
124. Maiz N, Plasencia W, Dagklis T, Faros E, Nicolaides K.: Ductus venosus Doppler in fetuses with cardiac defects and increased nuchal translucency thickness. Ultrasound Obstet Gynecol. 2008 Mar;31(3):256-60.
125. Malik S, Cleves MA, Zhao W, Correa A, Hobbs CA; National Birth Defects Prevention Study.: Association between congenital heart defects and small for gestational age. Pediatrics. 2007 Apr;119(4):e976-82. Epub 2007 Mar 26.
126. Martínez-Frías ML, Bermejo E, Rodríguez-Pinilla E, Frías JL.: Risk for congenital anomalies associated with different sporadic and daily doses of alcohol consumption during pregnancy: a case-control study. Birth Defects Res A Clin Mol Teratol. 2004 Apr;70(4):194-200.
127. Martínez-Frías ML; Grupo de trabajo del ECEMC.: Folic acid dose in the prevention of congenital defects Med Clin (Barc). 2007 Apr 28;128(16):609-16.
128. McCurdy CM Jr, Seeds JW.: Route of delivery of infants with congenital anomalies. Clin Perinatol. 1993 Mar;20(1):81-106.
129. McDonald SD, Han Z, Mulla S, Murphy KE, Beyene J, Ohlsson A; Knowledge Synthesis Group.: Preterm birth and low birth weight among in vitro fertilization singletons: a systematic review and meta-analyses. Eur J Obstet Gynecol Reprod Biol. 2009 Oct;146(2):138-48. Epub 2009 Jul 4.
130. McDonald SD, Han Z, Mulla S, Ohlsson A, Beyene J, Murphy KE; on behalf of the Knowledge Synthesis Group.: Preterm birth and low birth weight among in vitro fertilization twins: A systematic review and meta-analyses. Eur J Obstet Gynecol Reprod Biol. 2009 Oct 13. [Epub ahead of print]
131. McDonald SD, Murphy K, Beyene J, Ohlsson A.: Perinatel outcomes of singleton pregnancies achieved by in vitro fertilization: a systematic review and meta-analysis. J Obstet Gynaecol Can. 2005 May;27(5):449-59.

132. McIntire DD, Bloom SL, Casey BM, Leveno KJ.: Birth weight in relation to morbidity and mortality among newborn infants. N Engl J Med. 1999 Apr 22;340(16):1234-8.
133. Meberg A, Hals J, Thaulow E: Congenital heart defects--chromosomal anomalies, syndromes and extracardiac malformations Acta Paediatr. 2007 Aug;96(8):1142-5. Epub 2007 Jun 21.
134. Meyer-Wittkopf M, Cooper S, Sholler G.: Correlation between fetal cardiac diagnosis by obstetric and pediatric cardiologist sonographers and comparison with postnatal findings. Ultrasound Obstet Gynecol. 2001 May;17(5):392-7.
135. Meyer-Wittkopf M.; Kaulitz R.; Ziemer G.; Hofbeck M.; Walwiener D.: In-utero-Diagnose und - Therapie angeborener Herzfehler: Grenzen und Möglichkeiten Dtsch Arztebl 2003; 100(50): A-3308 / B-2752 / C-2572
136. Ministerium für Arbeit, Frauen, Gesundheit und Soziales des Landes Sachsen-Anhalt: Bericht zur Fehlbildungserfassung in der Region Magdeburg 1980 bis 1996 1996, http://www.kinderumweltgesundheit.de/KUG/index2/pdf/gbe/6119_1.pdf, abgerufen 03.02.2010
137. Misra PK, Srivastava N, Malik GK, Kapoor RK, Srivastava KL, Rastogi S.: Outcome in relation to Apgar score in term neonates. Indian Pediatr. 1994 Oct;31(10):1215-8.
138. Mitchell SC: The ductus arteriosus in the neonatal period. J Pediatr 1957;51:12-7
139. Mitchell SC, Korones SB, Berendes HW: Congenital heart disease in 56,109 births. Incidence and natural history. Circulation. 1971;43:323-332.
140. Mizejewski GJ.: Levels of alpha-fetoprotein during pregnancy and early infancy in normal and disease states. Obstet Gynecol Surv. 2003 Dec;58(12):804-26.
141. Montaña E, Khoury MJ, Cragan JD, Sharma S, Dhar P, Fyfe D.: Trends and outcomes after prenatal diagnosis of congenital cardiac malformations by fetal echocardiography in a well defined birth population, Atlanta, Georgia, 1990-1994. J Am Coll Cardiol. 1996 Dec;28(7):1805-9.
142. Müller MA, Clur SA, Timmerman E, Bilardo CM.: Nuchal translucency measurement and congenital heart defects: modest association in low-risk pregnancies. Prenat Diagn. 2007 Feb;27(2):164-9.
143. Nelle M, Raio L, Pavlovic M, Carrel T, Surbek D, Meyer-Wittkopf M.: Prenatal diagnosis and treatment planning of congenital heart defects-possibilities and limits. World J Pediatr. 2009 Feb;5(1):18-22. Epub 2009 Jan 27.
144. Nembhard WN, Loscalzo ML.: Fetal growth among infants with congenital heart defects by maternal race/ethnicity. Ann Epidemiol. 2009 May;19(5):311-5. Epub 2009 Feb 25.
145. Nembhard WN, Salemi JL, Hauser KW, Kornosky JL.: Are there ethnic disparities in risk of preterm birth among infants born with congenital heart defects? Birth Defects Res A Clin Mol Teratol. 2007 Nov;79(11):754-64.
146. Nembhard WN, Salemi JL, Loscalzo ML, Wang T, Hauser KW.: Are black and Hispanic infants with specific congenital heart defects at increased risk of preterm birth? Pediatr Cardiol. 2009 Aug;30(6):800-9. Epub 2009 May 2.
147. Nembhard WN, Salemi JL, Wang T, Loscalzo ML, Hauser KW.: s the Prevalence of Specific Types of Congenital Heart Defects Different for Non-Hispanic White, Non-Hispanic Black and Hispanic Infants? Matern Child Health J. 2009 Jan 24. [Epub ahead of print]
148. Nembhard WN, Wang T, Loscalzo ML, Salemi JL.: Variation in the Prevalence of Congenital Heart Defects by Maternal Race/Ethnicity and Infant Sex. J Pediatr. 2009 Oct 7. [Epub ahead of print]
149. Nielsen GL, Nørgard B, Puho E, Rothman KJ, Sørensen HT, Czeizel AE.: Risk of specific congenital abnormalities in offspring of women with diabetes. Diabet Med. 2005 Jun;22(6):693-6.
150. Nielsen HC, Harvey-Wilkes K, MacKinnon B, Hung S.: Neonatal outcome of very premature infants from multiple and singleton gestations. Am J Obstet Gynecol. 1997 Sep;177(3):653-9.
151. Oddy WH, De Klerk NH, Miller M, Payne J, Bower C.: Association of maternal pre-pregnancy weight with birth defects: evidence from a case-control study in Western Australia. Aust N Z J Obstet Gynaecol. 2009 Feb;49(1):11-5.
152. Opitz JM: Associations and Syndromes: Terminology in Clinical genetics and Birth Defects Epidemiology: Comments on Khoury and Evans. Am J Med Genet 1994; 49: 14 – 20
153. Oyen N, Poulsen G, Boyd HA, Wohlfahrt J, Jensen PK, Melbye M.: Recurrence of congenital heart defects in families Circulation. 2009 Jul 28;120(4):295-301. Epub 2009 Jul 13.
154. Paladini D, Vassallo M, Sglavo G, Russo MG, Martinelli P.: Diagnosis and outcome of congenital heart disease in fetuses from multiple pregnancies. Prenat Diagn. 2005 May;25(5):403-6.
155. Pejtsik B, Pintér J, Horváth M, Hadnagy J.: Relationship between congenital heart disease and various factors affecting pregnancy Orv Hetil. 1992 Jan 19;133(3):155-8.

156. Perri T, Cohen-Sacher B, Hod M, Berant M, Meizner I, Bar J.: Risk factors for cardiac malformations detected by fetal echocardiography in a tertiary center. J Matern Fetal Neonatal Med. 2005 Feb;17(2):123-8.
157. Pinborg A, Loft A, Nyboe Andersen A.: Neonatal outcome in a Danish national cohort of 8602 children born after in vitro fertilization or intracytoplasmic sperm injection: the role of twin pregnancy. Acta Obstet Gynecol Scand. 2004 Nov;83(11):1071-8.
158. Pinborg A, Loft A, Rasmussen S, Schmidt L, Langhoff-Roos J, Greisen G, Andersen AN.: Neonatal outcome in a Danish national cohort of 3438 IVF/ICSI and 10,362 non-IVF/ICSI twins born between 1995 and 2000. Hum Reprod. 2004 Feb;19(2):435-41.
159. Pinborg A.: IVF/ICSI twin pregnancies: risks and prevention. Hum Reprod Update. 2005 Nov-Dec;11(6):575-93. Epub 2005 Aug 25.
160. Pinto E, Barros H, dos Santos Silva I.: Dietary intake and nutritional adequacy prior to conception and during pregnancy: a follow-up study in the north of Portugal Public Health Nutr. 2009 Jul;12(7):922-31. Epub 2008 Aug 27.
161. Pradat P, Francannet C, Harris JA, Robert E: The epidemiology of cardiovascular defects, part I: a study based on data from three large registries of congenital malformations Pediatr Cardiol. 2003 May-Jun;24(3):195-221. Epub 2003 Mar 14.
162. Pradat P.: Noncardiac malformations at major congenital heart defects Pediatr Cardiol. 1997 Jan-Feb;18(1):11-8.
163. Propping P.: Genetische Pränataldiagnostik Brauchen wir eine Qualitätskontrolle? Dt Ärztebl 1998; 95: A-1302–1303 [Heft 21]
164. Prsa M, Saroli T, Correa JA, Asgharian M, Mackie AS, Dancea AB.: Birth prevalence of congenital heart disease. Epidemiology. 2009 May;20(3):466-8.
165. Queisser-Luft A, Kieninger-Baum D, Menger H, Stolz G, Schlaefer K, Merz E.: Does maternal obesity increase the risk of fetal abnormalities? Analysis of 20,248 newborn infants of the Mainz Birth Register for detecting congenital abnormalities Ultraschall Med. 1998 Feb;19(1):40-4.
166. Queisser-Luft A.: Epidemiologie von Fehlbildungen Gynäkologe 2005 · 38:8–15
167. Queisser-Luft A., Spranger J.: Fehlbildungen bei Neugeborenen Dtsch Arztebl 2006; 103(38):A 2464–71.
168. Raboisson MJ, Samson C, Ducreux C, Rudigoz RC, Gaucherand P, Bouvagnet P, Bozio A.: Impact of prenatal diagnosis of transposition of the great arteries on obstetric and early postnatal management. Eur J Obstet Gynecol Reprod Biol. 2009 Jan;142(1):18-22. Epub 2008 Nov 20.
169. Rauch ER, Smulian JC, DePrince K, Ananth CV, Marcella SW; New Jersey Fetal Abnormalities Registry.: Pregnancy interruption after second trimester diagnosis of fetal structural anomalies: the New Jersey Fetal Abnormalities Registry. Am J Obstet Gynecol. 2005 Oct;193(4):1492-7.
170. Reefhuis J, Honein MA, Schieve LA, Correa A, Hobbs CA, Rasmussen SA; National Birth Defects Prevention Study.: Assisted reproductive technology and major structural birth defects in the United States. Hum Reprod. 2009 Feb;24(2):360-6. Epub 2008 Nov 14.
171. Rempel GR, Cender LM, Lynam MJ, Sandor GG, Farquharson D.: Parents' perspectives on decision making after antenatal diagnosis of congenital heart disease. J Obstet Gynecol Neonatal Nurs. 2004 Jan-Feb;33(1):64-70.
172. Renz IC: Ergebnisse einer 3-jährigen Fehlbildungserfassung im Bundesland Mecklenburg-Vorpommern. Analyse des Geburtenkollektivs der Jahre 2002 - 2004 Medizinische Dissertation, Universität Greifswald, 2006
173. Ribeiro AM, Guimarães MJ, Lima Mde C, Sarinho SW, Coutinho SB.: Risk factors for neonatal mortality among children with low birth weight Rev Saude Publica. 2009 Apr;43(2):246-55. Epub 2009 Feb 13.
174. Rie: Jod und Folsäure Schwangere: Uninformiert Deutsches Ärzteblatt½Jg. 98½Heft 14½6. April 2001 A 884
175. RKI (ROBERT KOCH INSTITUT): Folsäureversorgung http://www.rki.de/cln_160/nn_196910/DE/Content/GBE/Auswertungsergebnisse/Gesundheitsverhalten/Ernaehrung/Folsaeure/folsaeure__inhalt.html, 2007, abgerufen am: 21.02.2010
176. Rodríguez Dehli C, Ariza Hevia F, Riaño Galán I, Moro Bayón C, Suárez Menéndez E, Mosquera Tenreiro C, García López E.: The epidemiology of congenital heart disease in Asturias (Spain) during the period 1990-2004.] An Pediatr (Barc). 2009 Dec;71(6):502-9. Epub 2009 Oct 9.
177. Roemer VM, Beyer B.: Outcome measures in perinatal medicine - pH or BE. The thresholds of these parameters in term infants. Z Geburtshilfe Neonatol. 2008 Aug;212(4):136-46.

178. Roest PA, van Iperen L, Vis S, Wisse LJ, Poelmann RE, Steegers-Theunissen RP, Molin DG, Eriksson UJ, Gittenberger-De Groot AC.: Exposure of neural crest cells to elevated glucose leads to congenital heart defects, an effect that can be prevented by N-acetylcysteine. Birth Defects Res A Clin Mol Teratol. 2007 Mar;79(3):231-5.
179. Roguin N, Du ZD, Barak M, Nasser N, Hershkowitz S, Milgram E.: High prevalence of muscular ventricular septal defect in neonates. J Am Coll Cardiol. 1995 Nov 15;26(6):1545-8.
180. Romano-Zelekha O, Hirsh R, Blieden L, Green M, Shohat T.: The risk for congenital heart defects in offspring of individuals with congenital heart defects. Clin Genet. 2001 May;59(5):325-9.
181. Rösch, C.; Hort, A.; Brand, H.; Reinhard, H.:: Verfahrensweise für eine flächendeckende Dokumentation angeborener Fehlbildungen in Deutschland - Erfahrungen aus bestehenden Modellstudien S. 604-606 In: Medizinische Informatik, Biometrie und Epidemiologie GMDS`96. 41. Jahrestagung der GMDS Bonn, September 1996,
182. Rumbold A, Crowther CA.: Vitamin E supplementation in pregnancy. Cochrane Database Syst Rev. 2005 Apr 18;(2):CD004069.
183. Sadler TW: Medizinische Embryologie 9. Aufl.Thieme, 1998 Stuttgart
184. Sadowski SL.: Congenital cardiac disease in the newborn infant: past, present, and future Crit Care Nurs Clin North Am. 2009 Mar;21(1):37-48, vi
185. Samrén EB, van Duijn CM, Christiaens GC, Hofman A, Lindhout D.: Antiepileptic drug regimens and major congenital abnormalities in the offspring. Ann Neurol. 1999 Nov;46(5):739-46.
186. Sancken U.: Der so genannte Triple-Test Eine Standortbestimmung Dt Ärztebl 2000; 97: A-532–537 [Heft 9]
187. Sands AJ, Casey FA, Craig BG, Dornan JC, Rogers J, Mulholland HC.: Incidence and risk factors for ventricular septal defect in "low risk" neonates. Arch Dis Child Fetal Neonatal Ed. 1999 Jul;81(1):F61-3.
188. Sarkar RK, Cooley SM, Donnelly JC, Walsh T, Collins C, Geary MP.: The incidence and impact of increased body mass index on maternal and fetal morbidity in the low-risk primigravid population J Matern Fetal Neonatal Med. 2007 Dec;20(12):879-83.
189. Scammon RE, Norris EH: On the time of the post-natal obliteration of the fetal blood-passages (foramen ovale, ductus arteriosus, ducris venosus) Anat Record 1918;15:165-80
190. Scholl TO: Maternal nutrition before and during pregnancy. Nestle Nutr Workshop Ser Pediatr Program. 2008;61:79-89.
191. Schulte FJ, Spranger J: Lehrbuch der Kinderheilkunde, Erkrankungen im Kindes- und Jugendalter Stuttgart 1993, Gustav Fischer Verlag, 27. Aufl: 130 – 135
192. Schumacher G.,Schreiber R.: Einteilung der angeborenen Herzfehler 4-6 In: Schuhmacher, Hess, Bühlmeyer (Hrsg.): Klinische Kinderkardiologie. 4.Aufl. Springer, Berlin 2007
193. Seeds JW.: Diagnostic mid trimester amniocentesis: how safe? Am J Obstet Gynecol. 2004 Aug;191(2):607-15.
194. Sehdev HM, Stamilio DM, Macones GA, Graham E, Morgan MA.: Predictive factors for neonatal morbidity in neonates with an umbilical arterial cord pH less than 7.00. Am J Obstet Gynecol. 1997 Nov;177(5):1030-4.
195. Smedts HP, de Vries JH, Rakhshandehroo M, Wildhagen MF, Verkleij-Hagoort AC, Steegers EA, Steegers-Theunissen RP.: High maternal vitamin E intake by diet or supplements is associated with congenital heart defects in the offspring. BJOG. 2009 Feb;116(3):416-23.
196. Smedts HP, Rakhshandehroo M, Verkleij-Hagoort AC, de Vries JH, Ottenkamp J, Steegers EA, Steegers-Theunissen RP.: Maternal intake of fat, riboflavin and nicotinamide and the risk of having offspring with congenital heart defects. Eur J Nutr. 2008 Oct;47(7):357-65. Epub 2008 Sep 8.
197. Smrcek JM, Berg C, Geipel A, Fimmers R, Axt-Fliedner R, Diedrich K, Gembruch U.: Detection rate of early fetal echocardiography and in utero development of congenital heart defects J Ultrasound Med. 2006 Feb;25(2):187-96.
198. Smrcek JM, Berg C, Geipel A, Fimmers R, Diedrich K, Gembruch U.: Early fetal echocardiography: heart biometry and visualization of cardiac structures between 10 and 15 weeks' gestation J Ultrasound Med. 2006 Feb;25(2):173-82; quiz 183-5.
199. Smrcek JM, Gembruch U, Krokowski M, Berg C, Krapp M, Geipel A, Germer U.: The evaluation of cardiac biometry in major cardiac defects detected in early pregnancy. Arch Gynecol Obstet. 2003 Jun;268(2):94-101. Epub 2002 Oct 29.

200. Snook Parrott M, Bodnar LM, Simhan HN, Harger G, Markovic N, Roberts JM.: Maternal cereal consumption and adequacy of micronutrient intake in the periconceptional period. Public Health Nutr. 2009 Aug;12(8):1276-83. Epub 2008 Nov 10.
201. Souter VL, Nyberg DA, El-Bastawissi A, Zebelman A, Luthhardt F, Luthy DA.: Correlation of ultrasound findings and biochemical markers in the second trimester of pregnancy in fetuses with trisomy 21. Prenat Diagn. 2002 Mar;22(3):175-82.
202. Spranger J, Benirschke K, Hall JG, Lenz W, Lowry RD, Opitz JM, Pinsky L, Scharzach HG, Smith DW: Errors of Morphogenesis: Concepts and Terms J Pediatrics 1982; 100: 160 – 165
203. Stephensen SS, Sigfusson G, Eiriksson H, Sverrisson JT, Torfason B, Haraldsson A, Helgason H.: Congenital cardiac malformations in Iceland from 1990 through 1999. Cardiol Young. 2004 Aug;14(4):396-401.
204. Stephensen SS, Sigfússon G, Eiríksson H, Sverrisson JT, Torfason B, Haraldsson A, Helgason H.: Congenital heart defects in Iceland 1990-1999 Laeknabladid. 2002 Apr;88(4):281-287.
205. Stoll C, Garne E, Clementi M; EUROSCAN Study Group.: Evaluation of prenatal diagnosis of associated congenital heart diseases by fetal ultrasonographic examination in Europe. Prenat Diagn. 2001 Apr;21(4):243-52.
206. Strauss A, Toth B, Schwab B, Fuchshuber S, Schulze A, Netz H, Hepp H.: Prenatal diagnosis of congenital heart disease and neonatal outcome--a six years experience. Eur J Med Res. 2001 Feb 28;6(2):66-70.
207. Studziński Z.: Pregnancy and delivery in women over 40 years old Wiad Lek. 2004;57(3-4):140-4.
208. Sullivan ID.: Prenatal diagnosis of structural heart disease: does it make a difference to survival? Arch Dis Child Fetal Neonatal Ed. 2002 Jul;87(1):F19-20.
209. Sutcliffe AG, Saunders K, McLachlan R, Taylor B, Edwards P, Grudzinskas G, Leiberman B, Thornton S.: A retrospective case-control study of developmental and other outcomes in a cohort of Australian children conceived by intracytoplasmic sperm injection compared with a similar group in the United Kingdom. Fertil Steril. 2003 Mar;79(3):512-6.
210. Tanner K, Sabrine N, Wren C.: Cardiovascular malformations among preterm infants. Pediatrics. 2005 Dec;116(6):e833-8.
211. Tanski S, Rosengren SS, Benn PA.: Predictive value of the triple screening test for the phenotype of Down syndrome. Am J Med Genet. 1999 Jul 16;85(2):123-6.
212. Tennstedt C, Chaoui R, Körner H, Dietel M: Spectrum of congenital heart defects and extracardiac malformations associated with chromosomal abnormalities: results of a seven year necropsy study Heart. 1999 Jul;82(1):34-9.
213. Thorngren-Jerneck K, Herbst A.: Low 5-minute Apgar score: a population-based register study of 1 million term births. Obstet Gynecol. 2001 Jul;98(1):65-70.
214. Tönz. O: Vom Sinn und Zweck einer generellen Folsäure-Prophylaxe Schweiz Med Forum Nr. 13 27. März 2002 (303-310)
215. Torfs CP, Christianson RE.: Maternal risk factors and major associated defects in infants with Down syndrome. Epidemiology. 1999 May;10(3):264-70.
216. Trines J, Hornberger LK.: Evolution of heart disease in utero. Pediatr Cardiol. 2004 May-Jun;25(3):287-98.
217. Tworetzky W, McElhinney DB, Reddy VM, Brook MM, Hanley FL, Silverman NH.: Improved surgical outcome after fetal diagnosis of hypoplastic left heart syndrome. Circulation. 2001 Mar 6;103(9):1269-73.
218. van Beynum IM, Kapusta L, Bakker MK, den Heijer M, Blom HJ, de Walle HE.: Protective effect of periconceptional folic acid supplements on the risk of congenital heart defects: a registry-based case-control study in the northern Netherlands. Eur Heart J. 2009 Dec 1. [Epub ahead of print]
219. Verkleij-Hagoort AC, de Vries JH, Ursem NT, de Jonge R, Hop WC, Steegers-Theunissen RP.: Dietary intake of B-vitamins in mothers born a child with a congenital heart defect. Eur J Nutr. 2006 Dec;45(8):478-86. Epub 2006 Nov 21.
220. Verkleij-Hagoort AC, Verlinde M, Ursem NT, Lindemans J, Helbing WA, Ottenkamp J, Siebel FM, Gittenberger-de Groot AC, de Jonge R, Bartelings MM, Steegers EA, Steegers-Theunissen RP.: Maternal hyperhomocysteinaemia is a risk factor for congenital heart disease. BJOG. 2006 Dec;113(12):1412-8.
221. Victory R, Penava D, Da Silva O, Natale R, Richardson B.: Umbilical cord pH and base excess values in relation to adverse outcome events for infants delivering at term. Am J Obstet Gynecol. 2004 Dec;191(6):2021-8.

222. Vimercati A, Greco P, Di Fazio F, Loizzi V, Balducci G, Caruso G, Ingravallo G, Selvaggi L.: Prevalence and distribution of congenital cardiopathy at birth and in pregnancy termination: impact of prenatal diagnosis in 4 years of experience Acta Biomed Ateneo Parmense. 2000;71 Suppl 1:487-92.
223. Wagner G: Pulmonalklappeninsuffizienz 309-312 In: Jürgen Apitz (Hrsg.): Pädriatrische Kardiologie. 2.Aufl. Steinkopff-Verlag, Darmstadt 2002
224. Waller DK, Mills JL, Simpson JL, Cunningham GC, Conley MR, Lassman MR, Rhoads GG.: Are obese women at higher risk for producing malformed offspring? Am J Obstet Gynecol. 1994 Feb;170(2):541-8.
225. Waller DK, Shaw GM, Rasmussen SA, Hobbs CA, Canfield MA, Siega-Riz AM, Gallaway MS, Correa A; National Birth Defects Prevention Study.: Prepregnancy obesity as a risk factor for structural birth defects. Arch Pediatr Adolesc Med. 2007 Aug;161(8):745-50.
226. Warnes CA.: The adult with congenital heart disease: born to be bad? J Am Coll Cardiol. 2005; 46: 1–8
227. Watkins ML, Rasmussen SA, Honein MA, Botto LD, Moore CA.: Maternal obesity and risk for birth defects. Pediatrics. 2003 May;111(5 Part 2):1152-8.
228. Weinberger B, Anwar M, Hegyi T, Hiatt M, Koons A, Paneth N.: Antecedents and neonatal consequences of low Apgar scores in preterm newborns: a population study. Arch Pediatr Adolesc Med. 2000 Mar;154(3):294-300.
229. Weiner Z, Lorber A, Shalev E.: Diagnosis of congenital cardiac defects between 11 and 14 weeks' gestation in high-risk patients. J Ultrasound Med. 2002 Jan;21(1):23-9.
230. Wen SW, Smith G, Yang Q, Walker M.: Epidemiology of preterm birth and neonatal outcome. Semin Fetal Neonatal Med. 2004 Dec;9(6):429-35.
231. Wenderlein M.: Fehlbildungen bei Neugeborenen Deutsches Ärzteblatt Jg. 104 Heft 19 11. Mai 2007 A 1320
232. Werler MM, Hayes C, Louik C, Shapiro S, Mitchell AA.: Multivitamin supplementation and risk of birth defects. Am J Epidemiol. 1999 Oct 1;150(7):675-82.
233. Westin M, Saltvedt S, Bergman G, Almström H, Grunewald C, Valentin L.: Is measurement of nuchal translucency thickness a useful screening tool for heart defects? A study of 16,383 fetuses Ultrasound Obstet Gynecol. 2006 Jun;27(6):632-9.
234. Westin M, Saltvedt S, Bergman G, Kublickas M, Almström H, Grunewald C, Valentin L.: Routine ultrasound examination at 12 or 18 gestational weeks for prenatal detection of major congenital heart malformations? A randomised controlled trial comprising 36,299 fetuses. BJOG. 2006 Jun;113(6):675-82.
235. WHO (World Health Organization): www.who.int/en 1985, abgerufen am: 05. 01. 2010
236. Wieczorek A, Hernandez-Robles J, Ewing L, Leshko J, Luther S, Huhta J.: Prediction of outcome of fetal congenital heart disease using a cardiovascular profile score. Ultrasound Obstet Gynecol. 2008 Mar;31(3):284-8.
237. Williams IA, Shaw R, Kleinman CS, Gersony WM, Prakash A, Levasseur SM, Glickstein JS.: Parental understanding of neonatal congenital heart disease. Pediatr Cardiol. 2008 Nov;29(6):1059-65. Epub 2008 Jul 1.
238. Williams KP, Singh A.: The correlation of seizures in newborn infants with significant acidosis at birth with umbilical artery cord gas values. Obstet Gynecol. 2002 Sep;100(3):557-60.
239. Wilson RD, Johnson JA, Wyatt P, Allen V, Gagnon A, Langlois S, Blight C, Audibert F, Désilets V, Brock JA, Koren G, Goh YI, Nguyen P, Kapur B; Genetics Committee of the Society of Obstetricians and Gynaecologists of Canada and The Motherrisk Program.: Pre-conceptional vitamin/folic acid supplementation 2007: the use of folic acid in combination with a multivitamin supplement for the prevention of neural tube defects and other congenital anomalies. J Obstet Gynaecol Can. 2007 Dec;29(12):1003-26.
240. Witters I, Legius E, Devriendt K, Moerman P, Van Schoubroeck D, Van Assche A, Fryns JP.: Pregnancy outcome and long term prognosis in 868 children born after second trimester amniocentesis for maternal serum positive triple test screening and normal prenatal karyotype. J Med Genet. 2001 May;38(5):336-8.
241. Woods SE, Raju U.: Maternal smoking and the risk of congenital birth defects: a cohort study. J Am Board Fam Pract. 2001 Sep-Oct;14(5):330-4.
242. Wren C, Birrell G, Hawthorne G.: Cardiovascular malformations in infants of diabetic mothers. Heart. 2003 Oct;89(10):1217-20.

243. Wren C, Reinhardt Z, Khawaja K.: Twenty-year trends in diagnosis of life-threatening neonatal cardiovascular malformations. Arch Dis Child Fetal Neonatal Ed. 2008 Jan;93(1):F33-5. Epub 2007 Jun 7.
244. Wren C, Richmond S, Donaldson L.: Temporal variability in birth prevalence of cardiovascular malformations. Heart. 2000 Apr;83(4):414-9.
245. Yagel S, Achiron R, Ron M, Revel A, Anteby E.: Transvaginal ultrasonography at early pregnancy cannot be used alone for targeted organ ultrasonographic examination in a high-risk population. Am J Obstet Gynecol. 1995 Mar;172(3):971-5.
246. Yagel S, Cohen SM, Messing B.: First and early second trimester fetal heart screening Curr Opin Obstet Gynecol. 2007 Apr;19(2):183-90.
247. Yagel S, Weissman A, Rotstein Z, Manor M, Hegesh J, Anteby E, Lipitz S, Achiron R.: Congenital heart defects: natural course and in utero development. Circulation. 1997 Jul 15;96(2):550-5.
248. Yuan W, Chen L, Bernal AL.: Is elevated maternal serum alpha-fetoprotein in the second trimester of pregnancy associated with increased preterm birth risk? A systematic review and meta-analysis. Eur J Obstet Gynecol Reprod Biol. 2009 Jul;145(1):57-64. Epub 2009 May 19.
249. Zagré NM, Desplats G, Adou P, Mamadoultaibou A, Aguayo VM.: Prenatal multiple micronutrient supplementation has greater impact on birthweight than supplementation with iron and folic acid: a cluster-randomized, double-blind, controlled programmatic study in rural Niger Food Nutr Bull. 2007 Sep;28(3):317-27.
250. Zeng L, Dibley MJ, Cheng Y, Dang S, Chang S, Kong L, Yan H.: Impact of micronutrient supplementation during pregnancy on birth weight, duration of gestation, and perinatal mortality in rural western China: double blind cluster randomised controlled trial. BMJ. 2008 Nov 7;337:a2001. doi: 10.1136/bmj.a2001.
251. Ziadeh S, Yahaya A.: Pregnancy outcome at age 40 and older. Arch Gynecol Obstet. 2001 Mar;265(1):30-3.

7. Thesen

I. In Deutschland leben ca. 300.000 Menschen mit einem kongenitalen Herzfehler und diese Fehlbildung reiht sich damit in das Spektrum der häufigsten angeborenen Erkrankungen beim Menschen ein. Es treten pro 1000 Lebendgeborene ca. 8 Fälle mit einer angeborenen Herz- oder Gefäßfehlbildung auf, d.h. es kommen jährlich zwischen 4000 und 6000 Kinder mit einem Herzfehler zur Welt. Genaue Zahlen diesbezüglich unter Berücksichtigung der heutigen Diagnose- und Therapiemöglichkeiten sowie der Pränataldiagnostik existieren nicht, da flächendeckende und vollständige Erhebungen bislang nicht stattgefunden haben.

II. Ziel dieser Studie ist eine Bestandsaufnahme des Herz-Fehlbildungsgeschehens der Geburtsjahrgänge (2005 bis 2007) in Rostock hinsichtlich der Häufigkeit einzelner angeborener Herzfehler und der Geschlechtsunterschiede. Weiterhin werden familiäre Risiko- und Einflussfaktoren sowie Präventionsmaßnahmen und Möglichkeiten überprüft. Auch die Pränataldiagnostik, bestehend aus allgemeinen sowie invasiven Untersuchungen und Ultraschalldiagnostik, ist auf Genauigkeit zu analysieren. Schließlich ist die Fortführung und Gründlichkeit der Datenerfassung des Fehlbildungsregisters von Mecklenburg-Vorpommern am Standort Rostock zu überprüfen.

III. Im dreijährigen Erfassungszeitraum von 2005 bis 2007 wurden 163 Fehlbildungsfälle mit insgesamt 236 Fehlbildungen mit einer Gesamtprävalenz von 2,2% (22,2/1000 Geburten) bzw. 3,2% ermittelt. Das Geschlechtsverhältnis ist mit 53,4% zu 46,6% eher zu den Mädchen verschoben, in Vergleichskollektiven überwiegen jedoch die Jungen.

IV. Waren 2005 noch 70,6% aller kardialen Fehlbildungen im Mecklenburger Fehlbildungsregister zu finden, reduzierten sich die dort erfassten Fälle auf 69,6% im Jahr 2006 und auf 41,1% im Jahr 2007. Der Anteil an Spontangeburten betrug 50,9% und 38,0% der Kinder wurden per primärer Sectio geboren (Vergleichskollektive geben zwischen 8,4% und 17,6% Sectio-Rate an).

V. Die häufigsten Fehlbildungen waren Ventrikelseptumdefekt (51,5%), persistierendes Foramen ovale (12,9%), komplexes Vitium cordis (4,9%), Atriumseptumdefekt Typ II (4,3%), Pulmonalklappeninsuffizienz / Pulmonalklappenstenose (je 3,7%), Trikuspidalinsuffizienz (2,5%), Fallotsche Tetralogie, Aortenisthmusstenose, Aortenklappenstenose, Lungenvenenfehleinmündungen und Trisomie 21 mit Herzfehlbildung (je 1,8%). Bei der Häufigkeit an Komorbiditäten zeigt sich eine Tendenz hin zu den Mehrlingen und bei Betrachtung der Fehlbildungsverteilung dominiert sowohl bei den Jungen als auch bei den Mädchen der

Ventrikelseptumdefekt mit 47,8% zu 61,4% und das persistierende Foramen ovale liegt bei beiden mit 18,8% zu 9,6% an zweiter Stelle.

VI. Die Auswertung der kindlichen Daten ergab für das Fehlbildungskollektiv ein erhöhtes Risiko für Frühgeburtlichkeit (Fehlbildungskollektiv (FK): 41,3%; Geburtenkollektiv (GK): 8,6%; Normalkollektiv (NK): 6,5%) sowie ein durchschnittlich zu geringes Geburtsgewicht (FK: $\overline{X}$=2965g; GK: $\overline{X}$=3382g; NK: $\overline{X}$=3390g). In 11 Fällen wurde die Schwangerschaft durch einen induzierten Abort zumeist zwischen 20 und 25 SSW abgebrochen. Bei den lebend geborenen Einlingen waren die Apgar-Werte im Durchschnitt niedriger als bei Vergleichskollektiven.

VII. Die Mütter waren im Durchschnitt 28,1 und die Väter 32,0 Jahre alt. 7,1% der Mütter des FK sind untergewichtig, 70,0% normalgewichtig (GK 67,2%; NK 64,1%), 12,9% übergewichtig und 10,0% haben eine Adipositas. Damit haben insgesamt gesehen 30,0% der Mütter keine optimalen Ausgangsgewichte. Hinsichtlich Nikotinabusus konnten im FK vergleichbare Daten zum NK ermittelt werden. 5,4% aller Mütter nahmen Folsäure schon vor der Schwangerschaft ein und einmalig (0,7%) ist eine erhöhte Dosiseinnahme dokumentiert. 60,3% begannen die Folsäureeinnahme nach dem bekannt werden der Schwangerschaft (Σ=66,4%).

VIII. In Bezug auf vorausgegangene Schwangerschaften wurden vergleichbare Ergebnisse zwischen Fehlbildungs- und Normalkollektiv ermittelt. Fehlbildungen in der Familie reichen von 1,3% mit elterlichen Herzfehlbildungen bis 2,4% bei vorherigen Kindern. 4,2% aller Schwangerschaften sind durch Sterilitätsbehandlungen entstanden.

IX. Bei der Allgemeindiagnostik (Triple Test, PAPP-A /Beta-HCG, Serum-AFP, Nackentransparenz, Infektionsserologie) waren große Schwankungen bezüglich der Durchführung (zwischen 11,0% und 79,1%) dieser nicht invasiven Methoden zu verzeichnen gewesen. Als invasive Diagnostik wurde die Amniozentese (AC) bei 38,0% der Schwangerschaften durchgeführt, einmalig (0,6%) wurde sie auch abgelehnt. Der Mittelwert der Durchführungszeit betrug 19,7 SSW. Insgesamt gesehen wurden 98,8% der AC´s zwischen 16 und 25 SSW (14 bis 34 SSW) durchgeführt und 94,5% aller AC´s erfolgten bis 22 SSW.

X. Die Sonographie erbrachte in 40,1% (n=57 bzw. 43,5% bei 57/131) der Fälle einen positiven Hinweis auf eine kardiale Fehlbildung. Folgende Herzfehler wurden zu 100% per Ultraschall diagnostiziert: Dextrokardie, hypoplastisches Linksherzsyndrom, Truncus arteriosus Communis, Herzfehler bei Trisomie 21, Fallotsche Tetralogie und die komplexen Vitien. Mit 66,7% auffälliger US-Befunde folgen Lungenvenenfehleinmündungen,

Aortenklappenstenosen und Pulmonalklappenstenosen. Der Ventrikelseptumdefekt wurde in 34,5% aller Fälle diagnostiziert, gefolgt von der Aortenisthmusstenose mit 33,3% und der Trikuspidalinsuffizienz mit 25,0%. Insgesamt fanden 79,7% aller Ultraschalluntersuchungen bis einschließlich 22 SSW statt.

XI. Im Mehrlingskollektiv (n=14) bezogen auf 163 Fehlbildungsfälle ergibt sich eine Fehlbildungshäufigkeit von 8,59%. Der Mittelwert des Geburtsgewichtes liegt bei 1941g (1120g bis 2830g), im Durchschnitt kamen die Neugeborenen nach 33 SSW (29 bis 38 SSW, 13 Kinder früh und eins am Termin geboren), 10 per primärer Sectio und eins per sekundärer Sectio zur Welt. Die Altersmittelwerte der Eltern sind hier etwas höher (Mütter 31,0 Jahre; Väter 33,8 Jahre).

XII. Zur genaueren Risikoabschätzung erfolgte für das Fehlbildungskollektiv eine somatische Klassifikation nach Schwangerschaftsdauer und Geburtsgewicht. Dabei zeichnete sich eine Verschiebung des Fehlbildungskollektivs in den frühgeborenen (Mädchen: 43,2%; Jungen: 39,1%), hauptsächlich eutrophen und hypotrophen Bereich ab. Bedeutend weniger Kinder wurden eutroph termingeboren (Differenz zum NK bei Mädchen: -28,2 %; Jungen: -32,5%).

XIII. Zusammenfassend muss gesagt werden, dass die Fehlbildungserfassung des Fehlbildungsregisters im dreijährigen Untersuchungszeitraum am Perinatalzentrum Rostock deutlich rückläufig war und aus diesem Grund ein vereinfachter optimierter Fehlbildungsbogen erstellt wurde. Generell konnten bezüglich einzelner Themenkomplexe, aufgrund der im Rahmen dieser Studie recht kleinen Fallzahlen keine epidemiologisch relevanten Aussagen getroffen werden (Geschlechtsverteilung, Fehlbildungshäufung, elterliche Risikofaktoren etc.). Dennoch könnten noch optimierte Präventionsmaßnahmen (Folsäureeinnahme, Risikoreduktion mütterlicherseits) und eine gesteigerte Motivation hinsichtlich Fehlbildungserfassung erfolgen. Weiterführende Aussagen könnten durch eine Folgestudie über einen längeren Zeitraum und mit größeren Fallzahlen erfolgen.

8. Anhang

8.1 Abkürzungen und Begriffe

AC	Amniozentese (Amniocentese)
AFP	Alpha-Fetoprotein
AHF	angeborener Herzfehler
ART	Assestierte Reproduktionstechnik (Assisted Reproductive Technology)
Apgar	Apgar-Score zur Beurteilung der Vitalität des Neugeborenen Virginia Apgar 1909 – 1974; amerikanische Anästhesistin
AI	Aortenklappeninsuffizienz
ASD I/II	Vorhofseptumdefekt (primum, sekundum Typ)
AST	Aortenklappenstenose
AVSD	Atrio-ventrikulärer Septumdefekt
BAV	Bicuspid aortic valve (Bicuspide Aortenklappe)
Beta-hCG	Beta-humanes Choriongonadotropin
BMI	Body-Mass-Index – Körpermasse-Index: berechnet als kg/m^2
BWIS	Baltimore-Washington Infant Study
DIV	Double inlet ventricle (singulärer Ventrikel)
DORV	Double outlet right ventricle (Aorta und Arteria pulmonalis entspringen aus dem rechten Ventrikel)
ECD	Endocardial Cushion Defect (Endokardkissendefekt)
EUROCAT	European Concerted Action on Congenital Anomalies and Twins
FGR	Frühgeborenenrate
FK	Fehlbildungskollektiv
GK	Geburtenkollektiv Rostock
HLHS	Hypoplastisches Linksherzsyndrom
ICSI	Intrazytoplasmatische Spermieninjektion
ISTA	Aortenisthmusstenose
IVF	In-vitro-Fertilisation
J	Junge/n
M	Median
Mä	Mädchen
MI	Mitralklappeninsuffizienz
Min	Minute
n	Anzahl
NapH	Nabelschnurarterien-pH
NK	Normalkollektiv
NSAR	nichtsteroidale/s Antirheumatika/um
NTD	Neuralrohrdefekt (Neural Tube Defect)

OR	Odds Ratio
PA	Pulmonalatresie (Pulmonalklappenatresie)
PAN	Prävalenz angeborener Herzfehler (AHF) bei Neugeborenen
PAPP-A	Pregnancy associated Plasma Protein A
PDA	Peristierender Ductus Arteriosus
PFO	Persistierendes Foramen ovale
PST	Pulmonalklappenstenose
S	Standardabweichung
SGA	Small For Gestational Age
SSW	Schwangerschaftswoche/n (vollendet)
TA	Trikuspidalatresie (Trikuspidalklappenatresie)
TAS	Transabdominelle Sonographie
TGA	Transposition der großen Gefäße
TI	Trikuspidalklappeninsuffizienz
TOF	Fallot-Tetralogie (Tetralogie of Fallot)
US	Ultraschall
VSD	Ventrikelseptumdefekt
WHO	World Health Organization
$\bar{X}$	Mittelwert

8.2 Begriffserklärung

Komorbiditäten:
Hierzu zählen im Wesentlichen alle aus Kapitel XVI (Bestimmte Zustände, die ihren Ursprung in der Perinatalperiode haben P00 bis P96) des ICD-10 (Internationale statistische Klassifikation der Krankheiten und verwandter Gesundheitsprobleme - 10. Revision– WHO-Ausgabe) genannten Störungen, wie z.B.

Hyperbilirubinämie, respiratorische Anpassungsstörung, Atemnotsyndrom, Asphyxie, Anämie, Sepsis, Bronchopulmonale Dysplasie, Darmperforation, Mekoniumpfropf-Syndrom, Blutungen, Hypothermie, angeborene Pneumonie, Neugeborenenikterus etc.

8.3 Ausgewählte Kurzkasuistiken

Trisomie 21 mit komplexem Vitium cordis – Abortinduktion:
36jährige (170cm, 73kg, BMI 25,3), Primipara, Schwangerschaftsdauer 24 SSW, induzierter Abort (weiblicher Fetus, 900g), spontane Schwangerschaftsentstehung

Risikofaktoren:	Alkoholgenuss, kein Nikotinabusus, keine Erkrankung, keine Medikation, keine eigene Fehlbildung
Prävention:	Folsäureeinnahme und Einnahme von Nahrungsergänzungsmitteln nicht verifizierbar
Pränataldiagnostik:	Triple-Test normal, AFP im Serum und Nackentransparenzmessung normal, Amniozentese nach 22 SSW mit Hinweis auf Trisomie 21, Ultraschall nach 11 SSW unauffällig, 22 SSW Verdacht auf Herzfehlbildung, 24 SSW Herzfehlbildung und Abortindikationsstellung in Verbindung mit AC-Ergebnis
Bemerkung:	fehlende Informationen hinsichtlich Folsäureeinnahme, erhöhtes Schwangerschaftsrisiko aufgrund mütterlichen Alters und Alkoholkonsum, geringfügig übergewichtig (BMI: 25 - <30)

Ventrikelseptumdefekt:

36jährige (165cm, 63kg, BMI 23,1 vor Entbindung 80kg) III. Gravida, Primipara, Schwangerschaftsdauer 36 SSW, spontane Schwangerschaftsentstehung

Risikofaktoren:	Alkoholgenuss, Nikotinkonsum, unbehandelte Hyperthyreose, keine Medikation, eigene Fehlbildung: Ventrikelseptumdefekt
Prävention:	Folsäureeinnahme von 0,4mg nach bekannt werden der Schwangerschaft, Einnahme von Nahrungsergänzungsmitteln nicht verifizierbar
Pränataldiagnostik:	Triple-Test normal, AFP im Serum und Nackentransparenzmessung normal, Amniozentese nach 17 SSW unauffällig, Ultraschall nach 23 SSW unauffällig
Neugeborenes:	2. Zwilling, weiblich, 1960g, hypotroph, primäre Sectio Apgar (9/9/10)
Bemerkung:	fehlende präkonzeptionelle Folsäureeinnahme, erhöhtes Schwangerschaftsrisiko aufgrund mütterlichen Alters, Alkohol- und Nikotinkonsum, Hyperthyreose, eigene Fehlbildung (Ventrikelseptumdefekt), normalgewichtig

Kombiniertes Aortenvitium (Stenose und Insuffizienz) und Ventrikelseptumdefekt:

34jährige (165cm, 58kg, BMI 21,3 vor Entbindung 68kg) II. Gravida, Primipara, Schwangerschaftsdauer 38 SSW, spontane Schwangerschaftsentstehung

Risikofaktoren:	kein Alkohol- und Nikotinkonsum, keine Erkrankung, keine Medikation, keine eigene Fehlbildung
Prävention:	präkonzeptionelle Folsäureeinnahme von 0,4mg und Einnahme von Magnesium, Iod und Eisen als Nahrungsergänzungsmittel

Pränataldiagnostik:	Nackentransparenzmessung normal, Amniozentese nach 21 SSW mit unauffälligem Ergebnis, Ultraschall nach 21 SSW Hinweis auf kombiniertes Aortenvitium und VSD, weitere Untersuchungen nach 31 und 36 SSW
Neugeborenes:	männlich, 2990g, eutroph, primäre Sectio, Apgar (9/10/10)
Bemerkung:	präkonzeptionelle Folsäure- und Nahrungsergänzungsstoffeinnahme, erhöhtes Schwangerschaftsrisiko aufgrund mütterlichen Alters, normales Körpergewicht

Ventrikelseptumdefekt:
25jährige (164cm, 50kg, BMI 18,6 vor Entbindung 67kg) III. Gravida, II. Para, Schwangerschaftsdauer 39 SSW, spontane Schwangerschaftsentstehung

Risikofaktoren:	Alkohol- und Nikotinkonsum, keine Erkrankung, keine Medikation, keine eigene Fehlbildung, vorheriges Kind mit komplexem Fehlbildungssyndrom und Tod nach 18 Monaten
Prävention:	Folsäureeinnahme von 0,4mg nach bekannt werden der Schwangerschaft und Einnahme von Magnesium als Nahrungsergänzungsmittel
Pränataldiagnostik:	AFP im Serum und Nackentransparenzmessung normal, Amniozentese nach 18 SSW mit unauffälligem Ergebnis, Ultraschall nach 10, 18 und 21 SSW unauffällig
Neugeborenes:	weiblich, 3610g, eutroph, Spontangeburt, Apgar (9/10/10)
Bemerkung:	Folsäure- und Magnesiumeinnahme nach bekannt werden der Schwangerschaft, Alkohol- und Nikotinkonsum, niedriges Körpergewicht, Pränataldiagnostik unauffällig

Ventrikelseptumdefekt:
24jährige (173cm, 102kg, BMI 34,1 vor Entbindung 111kg) II. Gravida, I. Para, Schwangerschaftsdauer 40 SSW, spontane Schwangerschaftsentstehung

Risikofaktoren:	kein Alkohol- und Nikotinkonsum, arterielle Hypertonie, Epilepsie, Adipositas, Dauertherapie mit Metoprolol, keine Epilepsiemedikation, keine eigene Fehlbildung
Prävention:	Folsäureeinnahme von 0,4mg nach bekannt werden der Schwangerschaft, Einnahme von Magnesium als Nahrungsergänzungsmitteln
Pränataldiagnostik:	Ultraschall unauffällig
Neugeborenes:	weiblich, 3060g, eutroph, primäre Sectio, Apgar (9/9/9)
Bemerkung:	Folsäure- und Magnesiumeinnahme nach bekannt werden der Schwangerschaft, erhöhtes Schwangerschaftsrisiko aufgrund von Adipositas und arterieller Hypertonie

8.4 Fehlbildungsbögen

Pilotphasenbogen (2002 bis 2004)

Abb. 49/1 Erhebungsbogen für das Fehlbildungsregister (Vorderseite)

MUTTER

Geburtsjahr ☐☐☐☐   Alter der Mutter bei Geburt (Jahre) ☐☐

Ethnische Zugehörigkeit ☐   0 = weiß   3 = indisch
1 = schwarz   4 = orientalisch   Geburtsland: _____
2 = asiatisch   5 = sonstige

Länge ☐☐☐ cm   Gewicht am Anfang der Schwangerschaft ☐☐☐ kg

Gewicht am Ende der Schwangerschaft ☐☐☐ kg

Dauermedikation, Med. im 1. Trimenon (SCHL.E.) ☐☐ ☐☐ ☐☐ ☐☐ ☐☐ ☐☐

Rauchen ☐   1 = ja
2 = nein, 3 = nicht bekannt

Zigaretten ☐   1 = 1 – 5
pro Tag   2 = 6 – 10
3 = 11 – 15
4 = 16 – 20
5 = > 20

Alkohol ☐   1 = ja
2 = nein, 3 = nicht bekannt

☐ mens I – III = 1

☐ mens IV – X = 2

Drogen ☐   1 = ja
2 = nein, 3 = nicht bekannt

Konsan- ☐   1 = ja
guinität   2 = nein, 3 = nicht bekannt

☐   1 = Cousin 1. Grades
2 = Cousin 2. Grades
3 = Verwandtschaft anderen Grades

VATER

Geburtsjahr ☐☐☐☐   Alter des Vaters bei Geburt (Jahre) ☐☐

Ethnische Zugehörigkeit ☐   0 = weiß   3 = indisch
1 = schwarz   4 = orientalisch   Geburtsland: _____
2 = asiatisch   5 = sonstige

Besonderheiten/Bemerkungen:

* Lebendgeborenes verstorben, dann bitte **Sterbedatum** und **Todesursachendiagnose** verbal angeben.

Abb. 49/2 Erhebungsbogen für das Fehlbildungsregister (Rückseite)

Folgebogen (2005 bis heute)

Fehlbildungsregister des Landes Mecklenburg-Vorpommern
AG Neonatologie Mecklenburg-Vorpommern e.V.
Geschäftsstelle Klinikum Südstadt, Abt. Neonatologie
Südring 81, 18059 Rostock
Tel.: (0381) 4401 5500/5501; Fax: (0381) 4401 5599;
e.mail: neonatologie@kliniksued-rostock.de

ERHEBUNGSBOGEN

Einwilligungserklärung des / der Erziehungsberechtigten:

Ich willige ein, dass die Daten meines Kindes und meine Daten zu den angegebenen Zwecken pseudonymisiert gespeichert und verwendet werden. Diese Einwilligungserklärung kann ich jederzeit und mit Wirkung auf die Zukunft widerrufen. Ich wurde darauf hingewiesen, dass mir bei Nichtteilnahme keine Nachteile entstehen.

_____, den _____

_____ / _____
Unterschrift des / der Erziehungsberechtigten

Abb. 50/1 Erhebungsbogen für das Fehlbildungsregister (Deckblatt)

Allgemeine Angaben

Klinikcode: ☐☐ Jahr: ☐☐ Geburtenbuch-Nr.: ☐☐☐☐

Geburtsdatum: ___/___/___

Postleitzahl des Wohnortes: _____ Landkreis: _____
dort wohnhaft:
☐ gesamte Schwangerschaft   ☐ seit _____
                                                                   (SSW oder Datum)
Wohnort im ersten Trimenon (nur bei Wohnortwechsel während der Schwangerschaft):
Postleitzahl des Wohnortes: _____ Landkreis: _____

Kind

Geschlecht: ☐   Geburtstyp: ☐   Gestationsalter: ☐
1 = männl.   3 = unklar   1 = Lebendgeb.   3 = Spontanabort
2 = weiblich   5 = unbekannt   2 = Totgeb.   4 = induz. Abort   vollendete SSW

Geburtsgewicht: _____ g   Länge: _____ cm   Kopfumfang: _____ cm
Mehrling: ☐ nein ☐ ja   Anzahl: _____   Nummer: _____
Verlegung in andere Klinik (welche): _____
Verstorben am (Datum): ___/___/___   Obduktion: ☐ ja ☐ nein
Todesursache: _____

Angeborene Fehlbildung des Kindes

Beschreibung und Diagnosen (verbal, keine Codierungen. Bei paarigen Organen bitte Seite angeben):
_____
_____
_____
_____
_____

postpartale Chromosomendiagnostik und/oder Molekulargenetik: ☐ ja   ☐ nein
Befund (z.B. Karyotyp): _____

Angaben zur Schwangerschaft

Eintritt der Schwangerschaft als unmittelbare Folge einer Sterilitätsbehandlung:
☐ nein   ☐ Hormonbehandlung   ☐ IVF   ☐ ICSI
              ☐ sonstige (welche): _____
chronische Erkrankungen der Mutter:
_____
_____

Risikofaktoren im ersten Trimenon der Schwangerschaft:
☐ bekannter Alkoholabusus
☐ bekannter Drogenabusus (welche?) _____

Medikamente vor / während der Schwangerschaft (nicht Vitamine, Jod, Eisen, Nahrungspräparate)

Dauermedikation bei Eintritt der Schwangerschaft: ☐ ja   ☐ nein
Präparate / Dosis   _____

Abb. 50/2 Erhebungsbogen für das Fehlbildungsregister (Vorderseite)

Folsäure: ☐ schon präkonzeptionell ☐ Standarddosis 400 µg
☐ erst nach Bekanntwerden der Schwangerschaft ☐ erhöhte Dosis bei hohem Risiko

Medikamente im ersten Trimenon: ☐ ja ☐ nein

Präparat	Dosis (pro Tag)	Einnahmezeitraum Beginn	Ende	Einnahmegrund (Erkrankung)

Pränatale Diagnostik

Triple-Test	☐ normal	☐ pathologisch (SSW) _____	☐ nicht untersucht
PAPP-A / ß-HCG	☐ normal	☐ pathologisch (SSW) _____	☐ nicht untersucht
AFP im Serum	☐ normal	☐ pathologisch (SSW) _____	☐ nicht untersucht
Nackenfalte:	☐ normal	☐ _____ mm _____ SSW	☐ nicht untersucht

Positive Infektionsserologie in SS (welche, wann): _____

Invasive Pränataldiagnostik:
Chorionbiopsie _____ SSW ☐ nicht untersucht
Amniozentese _____ SSW ☐ nicht untersucht
Nabelschnurpunktion _____ SSW ☐ nicht untersucht

Ergebnis: _____

pathologische US-Befunde (SSW): _____

Fehlbildungsverdacht
bei Sono DEGUM 1 erhoben? ☐ nein ☐ ja _____ SSW Diagnose: _____
bei Sono DEGUM 2-3 erhoben? ☐ nein ☐ ja _____ SSW Diagnose: _____

vorausgegangene Schwangerschaften

	Anzahl		Anzahl	Ursache
Lebendgeburten		Totgeburten		
Abbrüche		Spontanaborte		
EU-Grav		Induz. Abort		

Angaben zu den Eltern und Familien

	Mutter	**Vater**
Lebensalter:	_____	_____
Herkunftsland:	☐ Deutschland ☐ _____	☐ Deutschland ☐ _____
eigene Fehlbildungen:	☐ ja (welche?) ☐ nein _____	☐ ja (welche?) ☐ nein _____

angeborene Erkrankungen und Fehlbildungen bei Geschwistern des Kindes:
1. Kind: _____ ☐ nein
2. Kind: _____ ☐ nein
3. Kind: _____ ☐ nein

Abb. 50/3 Erhebungsbogen für das Fehlbildungsregister (Rückseite)

Fehlbildungsbogen-Entwurf

ERHEBUNGSBOGEN

Ausgefüllt/überprüft durch:

☐ Eltern

☐ Hebamme
☐ Krankenschwester

☐ IT-Fachpersonal

☐ Arzt

Kopien in der Akte/Datenbank:

☐ Entlassungsbericht
☐ Kopie Mutterschaftspass
☐ Pränatalbefunde
☐ Datenbank

Einwilligungserklärung des / der Erziehungsberechtigten

Ich willige ein, dass die Daten meines Kindes und meine Daten zu den angegebenen Zwecken pseudonymisiert gespeichert und verwendet werden. Diese Einwilligungserklärung kann ich jederzeit und mit Wirkung für die Zukunft widerrufen. Ich wurde darauf hingewiesen, dass mir bei Nichtteilnahme keine Nachteile enstehen.

Ort:_____, den _____

_____ / _____
Unterschrift des / der Erziehungsberechtigten

Allgemeine Angaben

Klinikcode: ☐   Jahr: ☐   Geburtenbuch-Nr: ☐

Geburtsdatum: ___/___/_____

Postleitzahl des Wohnortes: _ _ _ _ _   ☐ gesamte Schwangerschaft

---

Kind

Geschlecht: ☐ männl.   **Geburtstyp:** ☐ lebendgeb.   Gestationsalter: ☐
              ☐ weibl.   ☐ totgeb.   vollendete SSW
              ☐ unklar   ☐ Spontanabort
              ☐ unbekannt   ☐ induz. Abort

Geburtsgewicht: _ _ _ _ g   (Perzentile ____)   Apgar 1' _ _   Na-pH: _ _ _

Länge: _ _ _ cm   (Perzentile ____)   Apgar 5' _ _

Kopfumfang: _ _ _ cm   (Perzentile ____)   Apgar 10' _ _

Mehrling: ☐ nein   ☐ ja   Anzahl: ☐   Nummer: ☐

Verstorben am: ___/___/_____   Obduktion: ☐ nein   ☐ ja

Angeborene Fehlbildungen des Kindes

Diagnosen und Beschreibungen (verbal, keine Codierung. Bei paarigen Organen bitte Seite angeben.)

_____
_____
_____
_____

Medikamente vor / während der Schwangerschaft

Nahrungsergänzungsstoffe: ☐ Magnesium   ☐ Calcium   ☐ Iod
                           ☐ Eisen   ☐ Vitamine   ☐ unbekannt

Folsäure: ☐ schon präkonzeptionell   ☐ Standarddosis
              ☐ erst nach bekannt werden der Schwangerschaft   ☐ erhöhte Dosis bei hohem Risiko

Dauermedikation bei Eintritt der Schwangerschaft: ☐ nein   ☐ ja

_____
_____

Medikamente im ersten Trimenon: ☐ nein   ☐ ja

_____
_____

Angaben zur Schwangerschaft

Schwangerschaftsentstehung: ☐ spontan ☐ IVF ☐ ICSI
☐ Hormone ☐ sonstige (welche):_____

chronische Erkrankungen der Mutter: ☐ nein ☐ ja (welche)

_____

Risikofaktoren im 1. Trimenom:
Rauchen: ☐ ja ☐ nein ☐ nicht bekannt
Zigaretten pro Tag: ☐ 1 - 5 ☐ 6 – 10 ☐ 11 – 15 ☐ 16 – 20 ☐ > 20
Alkohol: ☐ ja ☐ nein ☐ nicht bekannt
Drinks pro Tag: ☐ 1 ☐ 2 ☐ > 2 ☐ anders:_____
Drogen: ☐ ja (welche):_____ ☐ nein ☐ nicht bekannt
Rauchen während der Schwangerschaft fortgeführt: ☐ ja ☐ nein ☐ nicht bekannt
Zigaretten pro Tag: ☐ 1 - 5 ☐ 6 – 10 ☐ 11 – 15 ☐ 16 – 20 ☐ > 20

Pränatale Diagnostik

allgemein
Triple-Test: ☐ normal ☐ nicht untersucht ☐ pathologisch (SSW ___)
PAPP-A / β-HCG: ☐ normal ☐ nicht untersucht ☐ pathologisch (SSW ___)
AFP im Serum: ☐ normal ☐ nicht untersucht ☐ pathologisch (SSW ___)
Nackenfalte: ☐ normal ☐ nicht untersucht ____mm (SSW ___)
Positive Infektionsserologie in SS (welche): _____ (SSW ___)
invasiv
Chorionbiopsie: SSW ___ ☐ nicht untersucht Ergebnis: _____
Amniozentese: SSW ___ ☐ nicht untersucht Ergebnis: _____
Nabelschnurpunktion: SSW ___ ☐ nicht untersucht Ergebnis: _____
Ultraschall: SSW ___ Befund: _____
SSW ___ Befund: _____

vorausgegange Schwangerschaften

| | Lebendgeburten | | Abbrüche | | EU-Gravidität |
| | Totgeburten | | Spontanaborte | | induzierter Abort |

Angaben zu den Eltern und Familien

Mutter | Mutter | Vater

Körperlänge: _ _ _ cm | Lebensalter: ____ | ____

Gewicht Schwangerschaftsbeginn: | Herkunftsland: ☐ Deutschland | ☐ Deutschland
_ _ _ kg | ☐ _____ | ☐ _____

Gewicht Schwangerschaftsende: | eigene Fehlbildung: ☐ nein ☐ ja | ☐ nein ☐ ja
_ _ _ kg | _____ | _____
| _____ | _____

Fehlbildungen bei Geschwistern des Kindes:
__. Kind ☐ nein _____
__. Kind ☐ nein _____

9. Danksagung

Mein besonderer Dank gebührt Herrn Prof. Dr. med. V. Briese, Stellvertretener Direktor der Universitätsfrauenklinik und Poliklinik am Klinikum Südstadt Rostock für die Vergabe des Themas, die wohlwollende Unterstützung und die kritischen Hinweise bei der Anfertigung der Arbeit.

Desgleichen gilt mein besonderer Dank Herrn Chefarzt Dr. med. D. Olbertz von der Abteilung Neonatologie des Klinikums Südstadt Rostock für die Idee des Themas und die tatkräftige Unterstützung.

Auch bei meinen Eltern sowie meiner Schwester möchte ich mich herzlich bedanken, die mir über die letzten Jahre immer und bedingungslos zur Seite standen und mich nach all ihren Möglichkeiten unterstützt haben.

Herzlich danken möchte ich auch Herrn PD Dr. Dr. rer. med. M. Voigt vom Institut für Perinatale Auxologie am Klinikum Südstadt Rostock für die Bereitstellung von Vergleichsdaten und Herrn Dr. med. Th. Külz für sämtliche Pränatalbefunde und Arbeitsmaterialien.

Last but not least möchte ich mich bei allen Ärzten, Informatikfachleuten, Krankenschwestern, Sekretärinnen und Archivleuten bedanken, denen ich in den letzten beiden Jahren fortwährend begegnete und die mir stets freundlich halfen.

Rostock, Februar 2010   Jens Wendeborn

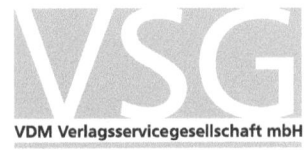

Die VDM Verlagsservicegesellschaft sucht für wissenschaftliche Verlage abgeschlossene und herausragende

Dissertationen, Habilitationen, Diplomarbeiten, Master Theses, Magisterarbeiten usw.

für die kostenlose Publikation als Fachbuch.

Sie verfügen über eine Arbeit, die hohen inhaltlichen und formalen Ansprüchen genügt, und haben Interesse an einer honorarvergüteten Publikation?

Dann senden Sie bitte erste Informationen über sich und Ihre Arbeit per Email an *info@vdm-vsg.de*.

Sie erhalten kurzfristig unser Feedback!

VDM Verlagsservicegesellschaft mbH
Dudweiler Landstr. 99
D - 66123 Saarbrücken

Telefon +49 681 3720 174
Fax +49 681 3720 1749

www.vdm-vsg.de

Die VDM Verlagsservicegesellschaft mbH vertritt

 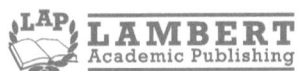 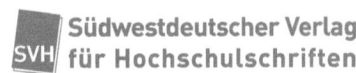

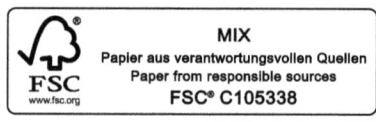

Printed by Books on Demand GmbH, Norderstedt / Germany